Anleitung

zur

Tracheotomie bei Croup.

Von

Dr. med. M. Lissard.

Nebst einer Vorrede

von

Prof. Dr. Roser

zu Marburg.

Mit drei lithographirten Tafeln.

Giessen.

J. Ricker'sche Buchhandlung.

1861.

Vorrede.

Nachdem Herr Dr. Lissard mehr als die Hälfte der von mir operirten Croup-Kranken gesehen, und nachdem er besonders bei mehreren auf dem Lande operirten Kindern durch intelligente und sorgsame Pflege zum Gelingen der Kur wesentlich mitgewirkt hatte, munterte ich ihn auf, die hier gewonnenen Erfahrungen zum Gegenstand einer besonderen Abhandlung zu machen. Es schien dazu für Herrn Lissard um so mehr Veranlassung vorhanden, da die Form der Nachbehandlungscanüle, welche ich schliesslich als die zweckmässigste adoptirt habe, seine Erfindung ist. — Und da jetzt die kleine Schrift die Presse verlässt, folge ich gerne dem Wunsche des Verfassers, dieselbe mit einigen einleitenden Bemerkungen zu begleiten. Ich ergreife diese Gelegenheit, mich über einige wichtige Punkte auszusprechen, die ich der Aufmerksamkeit des ärztlichen Publikums empfehlen möchte.

Wenn wir unter den chirurgischen Operationen diejenige als die wichtigste betrachten, welche am häufigsten das Leben rettet, so wird man sagen müssen, der Luftröhrenschnitt sei die wichtigste aller chirurgischen Operationen. Keine Gelegenheit, ein Menschenleben durch eine chirurgische Operation zu retten, bietet sich, wenigstens in unserer hiesigen Gegend, so häufig dar, als der Fall von Erstickungsgefahr beim Croup.

Die unten mitgetheilte Tabelle ergibt eine Zahl von 42 Luftröhrenschnitt-Operationen, welche im Zeitraum von 7 Jahren in meiner Praxis, in einem ländlichen Bezirk von etwa 40000 Seelen, vorkamen. Ausser diesen 42 Operationen könnten noch 6 Fälle aufgezählt werden, wo so spät erst nach mir geschickt wurde, dass ich das Kind nicht mehr am Leben traf; ferner 4 Fälle, wo ich die mir von den Eltern angebotene Operation nicht machen wollte, weil die Kinder neben einem unbedeutenden Kehlkopfleiden an schweren Affektionen der Lunge und der Bronchien litten. Daneben aber kamen in Marburg und in der Umgegend während jener Zeit wohl noch 200 Fälle vor, wo man die Kinder sterben liess, weil die Eltern oder die Aerzte ihr Mistrauen gegen diese Operation nicht überwinden konnten. Wäre dieses Mistrauen nicht im Wege gewesen, so würde ich aller Wahrscheinlichkeit nach statt 42 wohl 142 oder gar 200 Luftröhrenschitte zu machen gehabt haben.

Da dieses Mistrauen hier und anderwärts immer mehr schwindet, da Aerzte und Laien hinreichende Gelegenheit gehabt haben, sich von der Nützlichkeit des Luftröhrenschnittes zu überzeugen, so ist Aussicht vorhanden, dass die Tracheotomie mit den nächsten Jahren immer mehr

Boden gewinnen wird. Dabei wird auch der Vortheil erreicht werden, dass man diese Operation eher zur richtigen Zeit und unter günstigen Bedingungen für die Nachbehandlung wird machen können, und es ist aus diesen und manchen anderen Gründen anzunehmen, dass künftig nicht nur die absolute, sondern auch die relative Zahl der Geretteten sich weit günstiger gestalten werde, als jetzt.

Je mehr das Mistrauen gegen die Tracheotomie getilgt werden wird, desto seltener wird die Verspätung der Operation vorkommen. Um dies zu bewirken, genügt es freilich nicht, das Mistrauen der Patienten schon frühzeitig zu beschwichtigen, sondern es müssen alle besonderen Anstalten im Voraus getroffen werden, um bei eintretender Indikation die Operation sogleich machen zu können.

Der Arzt, welcher einen Croup-Kranken vor sich hat, wird bei Zeiten dafür sorgen müssen, dass Alles zur Hand sei, was im Falle der Operation nothwendig wird; es müssen also nicht nur die Instrumente, sondern vorzüglich auch die Assistenz, die Beleuchtung und die nöthige Aufsicht nach der Operation zu rechter Zeit überlegt und vorgesehen werden. Die Instrumente sind wohl das Geringste; ich empfehle zwar die Anschaffung eines besonderen Tracheotomiebestecks, in welchem Alles beisammen geordnet ist, was bei dieser Operation gebraucht werden kann, aber ich würde gewis nicht erschrecken, wenn ich von der Strasse weg, ohne andere Instrumente, als das gewöhnliche Taschenbesteck enthält, zu einer improvisirten Tracheotomie geholt würde. Selbst bei Nacht, wenn es nur an der Beleuchtung (an Wachslichtern) nicht fehlt, und ein paar Menschen da sind, die nicht ganz den Kopf verlieren, kann die Operation sogleich unternommen werden. Hat man nur Umstechungsnadeln in dem Taschenbesteck und eine geeignete Pincette dazu, so wird man auch darauf zur Noth gerüstet sein, die Blutung zu bemeistern, die Trachea zu fixiren und sie mit Fadenschlingen dilatirt zu erhalten, bis ein Röhrchen herbeigeschafft ist.

Wohnen die Croup-Kranken auf dem Lande, so lässt sich gewis kein besserer Rath geben, als dass man dieselben sogleich in die Stadt bringe, wo der Arzt und die Assistenz für die etwa nöthige Operation eher zur Hand sind und wo auch für die geeignete Verpflegung und Nachbehandlung eher gesorgt werden kann. Es ist ja klar, dass weit mehr Wahrscheinlichkeit einer zeitgemässen Hülfe in der Stadt, am Wohnorte des Arztes, sich findet, und es muss dies den Eltern begreiflich gemacht werden. Natürlich findet dieser Vorschlag manchen Widerstand, aber nach und nach wird er doch überwunden. Im vergangenen Jahr haben mehrere Eltern ihre Kinder unter solchen Umständen nach Marburg gebracht; bei dreien dieser Patienten zeigte sich die Operation unnöthig, die Eltern waren so vernünftig, die Kinder so lange in der Stadt zu lassen, bis die gefährliche Krankheit des Kehlkopfs vorbei war. Gewiss wird dieses mit der Zeit aller Orten als das Zweckmässigste anerkannt werden. Man wird die croupkranken Kinder in die Stadt, in die Nähe des Arztes bringen, und die Angst der Eltern wird nicht so sehr darin bestehen, dass das Kind vielleicht operirt werden muss, als darin, dass, im Falle dieser Nothwendigkeit, die Hülfe nicht zur rechten Zeit da sein und so das Kind hülflos ersticken möchte. In den Dörfern um Marburg ist dieser Fortschritt schon grossentheils erreicht. Die Leute begreifen wohl, dass es schneller geht, wenn sie die Kinder sogleich in die Klinik bringen, als wenn der Arzt nebst seinen Gehülfen erst lange gesucht und auf's Land heraus geholt werden muss.

Freilich steht hier ein Vorurtheil entgegen, welches fast bei allen Laien eingebürgert ist und auch von manchen Aerzten noch getheilt wird: die *Erkältungsangst.* „Ein Kind mit Croup transportiren! es dem Fahren in einem schlecht geschlossenen Wagen, vielleicht gar im offenen Schlitten, aussetzen, welch ein Unternehmen, welch ein Widerspruch, da doch der Croup offenbar aus Erkältung entsteht!" So hört man Viele verwundert sich aussprechen. Diese müssen belehrt werden, dass die Ableitung des Croup von Erkältung nur auf falschen Diagnosen und auf naturphilosophischen Theorien beruhe, und dass der Croup eine von Erkältungscatarrh toto coelo verschiedene Krankheit sei. Wer es freilich mit angesehen hat (wie so manche meiner Collegen und Praktikanten in den letzten Jahren), dass sich die Croupkinder beim Transport vor und nach der Operation verhältnisweise recht wohl befanden, und die Mehrzahl der so Transportirten zur Genesung kamen, dem wird man keine kritische Auseinandersetzung weiter zu machen brauchen.

Aber die Nothwendigkeit, die Kinder in der Nähe des Arztes, also in der Stadt zu haben, tritt erst recht vor Augen, wenn man die Mühen und Sorgen der Nachbehandlung sich vergegenwärtigt. Der kleine Operirte muss sorgfältig überwacht werden, damit nicht plötzlich Verstopfung der Canüle ihn um's Leben bringe. Bei manchen Patienten muss die Canüle 3- oder 4mal des Tags herausgenommen werden, damit dem unterhalb angesammelten verdickten Schleim der Ausgang erleichtert wird. Die Frage, ob es Zeit sei die Canüle wegzulassen, lässt sich kaum anders erledigen, als durch beobachtende Versuche. Der Arzt muss mitunter von einer Stunde zur anderen den Kranken beobachten, um sich zu überzeugen, ob derselbe die Canüle entbehren kann. Ueberhaupt muss der Arzt seinen Patienten in der Nähe haben, damit er nicht beständig in Sorgen um dessen richtige Verpflegung sei, und die Eltern des Patienten müssen den Arzt in der Nähe desselben wissen, wenn sie nicht selbst von beständiger Angst und Sorge darum gefoltert sein wollen.

Hierzu kommt noch die viel genauere Diagnose und folglich die viel bessere Beurtheilung, welche immer bei den Kranken zu gewinnen ist, die man unter den Augen hat. Wird man zu den Kranken erst in dem Augenblick gerufen, wo die Gefahr drängt, so ist man nicht im Stande den Krankheitsfall mit allen seinen Momenten so zu übersehen, wie es für die genaue Feststellung der Indikation wünschenswerth wäre. Kann man den Kranken eine Zeitlang beobachten und die verschiedenen Stadien vergleichen, so wird man sich in seinem Urtheil gewis sicherer fühlen.

Es lässt sich sogar die Vermuthung aussprechen, dass vielleicht die Operation in dem einen oder anderen Falle eher vermieden werden könnte, wenn sich der Kranke unter den Augen des Arztes befindet. Ist z. B. der Kranke mehrere Stunden vom Arzt entfernt, und der Arzt genöthigt denselben zu verlassen, so wird er vielleicht in Sorgen sein, es möchte etwa in der Nacht ein Erstickungsanfall eintreten, und er möchte seinen Patienten erstickt finden, wenn er ihn wieder besuchen will. Einem solchen Kranken könnte man geneigt sein den Luftröhrenschnitt prophylaktisch zu machen, also nicht deswegen, weil er im Augenblick nothwendig ist, sondern weil man für wahrscheinlich hält, dass er es in der nächsten Nacht werden möchte. Wer die chirurgische Praxis kennt, wird nicht daran zweifeln, dass ähnliche Motive hie und da bei der Feststellung der Indikation zu operativen Eingriffen mitwirken.

Hiermit ist nicht gesagt, dass ich geradezu den prophylaktischen Luftröhrenschnitt empfehlen wolle, oder dass ich selbst diese Operation jemals in dieser Absicht unternommen hätte; vor einer solchen Vermuthung möchte ich vielmehr ausdrücklich mich verwahren. Bei der Ungewissheit darüber, ob man den Kranken nach der Operation auch wirklich davon bringt, kann man ja überhaupt nicht dazu disponirt sein, den Luftröhrenschnitt ohne wirklich dringende Noth zu unternehmen. Ich selbst habe mich auf das Aeusserste gehütet, meine Kunst und mich durch eine allzufrühe und folglich ohne dringende Noth proponirte Operation zu compromittiren. Ich bin mehrmals eiligst zu solchen Croup-Kranken geholt worden, wo die Eltern die Operation für nöthig vermutheten, und wo ich keinen Grund zu operiren fand, oder wo ich erst für gut hielt abzuwarten. Und umgekehrt, worauf ich noch besonders aufmerksam machen will: unter den nicht wenigen Fällen, wo ich die Operation proponirt hatte und diese von den Eltern nicht angenommen war, war keiner, wo der kleine Patient noch länger als 12 Stunden gelebt hätte. Die Erstickung trat bei den meisten innerhalb der nächsten Stunden schon ein, und von so mancher Seite her ist mir nachher das Bedauern ausgesprochen worden, dass man die Sache nicht richtig angesehen und durch zu grosse Furcht vor der Operation den Tod des Kindes gleichsam verschuldet habe.

Marburg, im Juli 1861.

Roser.

Inhalt.

Einleitung.

Die Tracheotomie bei Croup gehört zu den noch nicht vollständig erledigten Fragen. Täglich noch bringen die wissenschaftlichen Zeitschriften polemisirende Artikel über diesen Gegenstand, aber dieselben befassen sich schon nicht mehr so viel mit der Frage: Ist die Tracheotomie beim Croup überhaupt vorzunehmen, sondern betreffen vorzugsweise Meinungsverschiedenheiten über den indicirten Zeitpunkt zur Operation, über den Instrumentenapparat, über das Operationsverfahren selbst und über Art und Weise der Nachbehandlung. Wir können daraus wohl die Gewissheit ziehen, dass die Zeit nicht mehr fern liegt, wo jeder verständige und gewissenhafte Arzt, wenn der Schatz seiner inneren Arzneimittel ihn im Stiche lässt, wenn das erkrankte Kind zwischen Leben und Tod ringt, diese segenbringende Operation unternehmen wird.

Es war mir besonders vergönnt in der Praxis meines verehrten Lehrers, des Herrn Professor Roser, dem ich hiermit für die mannigfachen Anregungen im Interesse meines Studiums, sowie für die bereitwillige Unterstützung bei vorliegender Arbeit meinen herzlichsten Dank sage, eine beträchtliche Anzahl Tracheotomien beobachten und mir durch persönliche Thätigkeit dabei manche praktische Erfahrung verschaffen zu können. Ich habe es daher versucht, in vorliegendem Schriftchen alle die bei der Tracheotomie in Betracht kommenden Punkte, gestützt auf praktische Erfahrungen, zu einem Ganzen zusammenzufassen, und glaube ich, dass diess manchem Praktiker, der das Bedürfnis fühlt, sich über die Tracheotomie bei Croup zu belehren, recht erwünscht sein könnte, zumal, da das bis jetzt über diesen Punkt Geschriebene zum grossen Theil in verschiedenen Zeitschriften nur vereinzelt mitgetheilt ist. Zur grösseren Vollständigkeit habe ich es noch für nothwendig erachtet, eine kurze anatomische Betrachtung der betreffenden Theile vorauszuschicken, und wo es nöthig schien, dem besseren Verständniss durch einige Abbildungen zu Hülfe zu kommen.

I.

Kurzer Ueberblick der bei der Tracheotomie in Betracht kommenden Theile.

Betrachten wir die Gewebe, welche bei der Tracheotomie zu berücksichtigen sind, in ihrer topographischen Anordnung, so bietet schon die Haut manche Eigenthümlichkeiten dar. Dieselbe ist hier sehr dünn und in jeder beliebigen Richtung leicht dehnbar, ein Umstand, der sowohl bei der Anlegung der Hautwunde, als auch, wie wir später sehen werden, bei dem Vernarbungsprocess einige Bedeutung hat. Unter der Haut befindet sich häufig ein mehr oder weniger starkes Fettlager, was namentlich bei einem kurzhalsigen Kranken die Operation sehr schwierig machen kann. Diese Schwierigkeit wächst dann noch, wenn sich die Haut, wie dies bei fetten Kindern in der Regel der Fall ist, in quere Falten legt, da dieselbe an diesen Stellen gewöhnlich mit den darunterliegenden Geweben so innig verwachsen ist, dass einestheils das Fassen einer Hautfalte, anderntheils ein gehöriges Klaffen der Wunde erschwert wird. In der Mittellinie des Halses lässt der M. cutaneus colli einen kleinen dreieckigen Raum unbedeckt und kommt demnach bei der Operation gar nicht zur Ansicht. Die Haut ist daher an dieser Stelle unmittelbar mit dem darunter liegenden Zellgewebe verbunden, und die subcutanen Zellstoffschichten sind so beschaffen, dass man hier eine Trennung auf der Hohlsonde nicht ausführen kann; man mus vielmehr mit Hülfe der Pincette und kleinen seichten Schnittchen vorsichtig präparirend allmählig in die Tiefe dringen.

In diesem Zellgewebe stossen wir dann auf die V. mediana colli nebst ihren Verzweigungen, welche wegen ihres inconstanten Verlaufs und der durch die Athemnoth bedingten starken Ausdehnung und Ueberfüllung der Operation oft störend in den Weg tritt. Dieselbe bleibt vermöge ihres Verlaufs unbedeckt von dem M. cutaneus colli, liegt also ziemlich nahe hinter der Haut und ist häufig schon von aussen zu erkennen. Sie bietet sowohl in Betreff ihrer Lage als Form manche Variationen. Oft fehlt sie ganz; zuweilen erscheint sie als einfache Vene, von der Kinngegend senkrecht in der Mittellinie nach abwärts verlaufend; manchmal endlich ist sie doppelt vorhanden und beide durch quer verlaufende Anastomosen oder gar Verwachsungen mit einander verbunden. Werden diese überhaupt bei einer Operation störend, so muss man durch Beiseiteschieben oder wohl mittelst Umstechung und Durchschneidung sich den Weg zu bahnen wissen.

Nach Durchtrennung dieser Theile kommt man dann auf ein Fasciengewebe, das als Fortsetzung der Fascia colli den vom Sternum kommenden Muskeln angehört. Die hier in Betracht kommenden Muskeln sind einzig und allein die beiden senkrecht verlaufenden Mm. sternohyoidei. Sie grenzen beiderseits in der Mittellinie des Halses nahe zusammen, und stehen einander so nahe, dass sie gleichsam nur einen Muskel darstellen, obwohl auch in diesem Falle ihre Berührungspunkte durch eine feine weisse Linie kenntlich wird, welche Linie man auch benutzt, um in ihr, nach Trennung der fibrösen Schichten mit dem Messer, mittelst stumpfer Hacken die Muskeln auseinander zu ziehen. Andererseits sind dieselben aber häufig so weit von einander entfernt, dass sie bei der Operation gar nicht zu Gesicht kommen; ein Umstand, der insofern zu Irrungen führen kann, als man geneigt sein könnte, die etwa röthlich durchschimmernde Kropfdrüse für Muskel zu halten. Bei dem beschriebenen Auseinanderweichen der Muskeln wird die Verbindung durch eine Fascie hergestellt, welche als Fascia mediana zu bezeichnen und als die oben erwähnte Fortsetzung der Fascia colli zu betrachten ist. Je nach der verschiedenen Stellung der Mm. sternohyoidei zu einander, ist dieselbe auch verschieden entwickelt und gebildet, und erscheint daher bald als äusserst dünne Umhüllung, bald als derbere Fascie; bald breit, bald schmal. Tritt nach ihrer Durchschneidung der Muskel zu Tage, so dient der innere Rand desselben als Wegweiser beim weiteren Vordringen. Stets beengen aber die, auch nicht sichtbaren Muskeln vermöge ihrer anatomischen Lage das Operationsfeld, und müssen daher stets mittelst stumpfer Hacken bei Seite gehalten werden.

Die Kropfdrüse, zu welcher man nach Trennung dieser Fascie, resp. der Muskeln gelangt, ist dasjenige Organ, welches durch seine mannigfache Verschiedenheit an Form und Grösse dem Luftröhrenschnitt die grössten Schwierigkeiten entgegensetzt. Sie besteht meist aus drei Lappen, von denen uns namentlich der mittlere, mit seinem Pyramidalfortsatz interessirt. Er kann in Hinsicht der Grösse und Form unendlich variiren; kann ganz fehlen, andrerseits aber auch in solcher Ausdehnung vorhanden sein, dass er die ganze Luftröhre, bis zum Ringknorpel nebst Schildknorpel, ja bis zum Zungenbein bedeckt. Wichtig ist dann noch die Befestigung der Kopfdrüse resp. des Mittellappens an der Trachea, die mittelst Bindegewebes zu Stande kommt und oft so stark ist, dass das Losarbeiten der Drüse nur mit Mühe, mit vielen wühlenden und losschälenden Bewegungen des stumpfen Hackens oder Spatels ausgeführt werden muss. Beigefügte Abbildungen (Tab. I.) geben ein Schema der verschiedenen Formen der Kropfdrüse, wie sie Prof. Roser bis jetzt bei seinen Luftröhrenschnitten beobachtet hat. Die am häufigsten vorkommende

Form ist die Hufeisenform, und die Formen, wie sie Fig. 8 — 12 zeigen, sind im Ganzen seltener.

Besondere Berücksichtigung verdient das stark entwickelte Gefäss-System dieses Organs mit seinen vielen Abnormitäten und Variationen. Die Vv. thyreoid. infer., welche mit mehreren Aesten aus dem unteren Theil der Kropfdrüse kommen, bilden häufig einen Plexus venosus, der in weiter Ausdehnung die Trachea bedecken und falls man unterhalb der Drüse operirt, sehr störend werden kann. Entsprechend der später zu betrachtenden Art. thyreoidea imma zeigt sich zuweilen ein beiden Theilen gemeinsames Venenstämmchen, oder auch wohl zwei senkrecht und parallel verlaufende Venen, die auch wohl durch starke Anastomosen mit einander verbunden sein können, so dass, ausser der dadurch bedingten Operationserschwernis, leicht zu starken Blutungen Veranlassung gegeben werden kann. Eine solche Blutung muss besonders deshalb unangenehm werden, weil eben diese Venen in die Vv. anonymae einmünden. — Nicht minder zu beachten ist jene inconstante Art. thyreoidea imma s. Neubaueri, sowohl wegen ihrer Ursprungsstelle aus dem Arcus Aortae zwischen Anonyma und Carotis sinistra, oder aus diesen selbst, als auch wegen ihres senkrechten Verlaufs in der Mittellinie des Halses. — Hieran reihen sich noch manche andere Gefässanomalien, die unter Umständen bei der Tracheotomie in Betracht kommen können. So kann es vorkommen, dass der Ursprung der Art. subclavia dextra nach links versetzt ist, und dieselbe nun, um auf die rechte Seite zu gelangen, in querer Richtung über die Luftröhre hinläuft. Es kann ferner der Trunc. anonym. sehr weit nach oben gehen, und auf diese Weise einen operativen Eingriff beschwerlich machen. Ich habe bis jetzt nur eine derartige Anomalie mitbeobachtet, und zwar war dies bei einer Tracheotomie, wo die Art. thyreoid. super. der rechten Seite rabenfederdick geschlängelt, sich am oberen Rande der Schilddrüse in querer Richtung hinzog und dann in der linken Drüsenparthie sich verästelte.

Je nach dem Operationsverfahren kommt auch die Thymus, die man gewöhnlich zu den Eingeweiden des Cavum mediastini antici zählt, in unser Operationsfeld. Natürlich handelt es sich hier um den oberen Theil der im Kindesalter beträchtlich grossen Drüse. Sie besteht nach oben aus zwei dicht an einander liegenden Lappen, die in der Regel in zwei Spitzen auslaufen, welche letztere indess häufig auch ungleichmässig entwickelt, zuweilen auch zu einem stumpfen Fortsatz lose mit einander verbunden sind, wie ich dies bei einigen Kindesleichen, die ich zur Untersuchung dieses Punktes präparirte, beobachtet habe. Diese Fortsätze ragen merklich weit nach oben, bis zur Kropfdrüse und oft noch weiter; sie liegen ferner unmittelbar auf der Trachea auf, sind zuweilen innig mit ihr verwachsen und von einer deutlichen Fascie umgeben, durch welche besonders bei gleichzeitig vergrösserter Kropfdrüse die Zugänglichkeit zur Trachea sehr erschwert wird. Diese Fascie kann sich sogar, wie sich dies gerade in letzterer Zeit bei einigen Fällen gezeigt hat, eine ziemliche Strecke nach oben längs der Trachea fortsetzen, zwischen dieser und der Kropfdrüse, weit über die Grenzen der Thymus hinaus, und daher, selbst wenn man über der Kropfdrüse operirt, sehr störend in den Weg treten. Nach unten steht diese Fascie mit dem Mediastinum anticum in Zusammenhang, und es hat daher ihre Verletzung oft bedeutende emphysematöse Infiltrationen zur Folge. Das Zellgewebe in der Tiefe des Halses communicirt hinter der Thymusfascie ziemlich frei mit dem des Mediastinums, so dass also Abscesse des tieferen Halszellgewebes sich ungehindert in die Brust versenken können.

Die Trachea, sowie Kehlkopf, zu denen wir endlich gelangt sind, zeigen aus bekannten anatomischen Gründen beim Athmen eine grosse Mobilität. Die erstere ist besonders dadurch bei der Tracheotomie von einiger Bedeutung, als sie eine bedeutende Elasticität besitzt, die eben darauf beruht, dass die Trachealringe knorpelige Halbringe oder Dreiviertelringe darstellen, die hinten durch ein Gewebe geschlossen sind. Werden diese daher durchschnitten, so erfolgt durchaus kein Klaffen der Trachea, im Gegentheil, sie öffnet sich schwer von aussen; es bildet sich eine Art Klappenverschluss, der beim Inspiriren die Trachea fest schliesst, dagegen bei der Exspiration durch den Druck der Luft von innen dieselbe etwas öffnet. Auf dieser Elasticität beruht ferner die Möglichkeit Canülen längere Zeit ohne Schaden in der Trachea liegen lassen zu können.

Zur Erkennung der Trachea dient ihre weisse Farbe und die fühlbare Härte ihrer Ringe; doch zeigt aucch der Ringknorpel diese Eigenschaften, und es ist derselbe ausserdem, obwohl ein vollkommen geschlossener Knorpelring, im Kindesalter ebenfalls so elastisch, dass er, wenn erforderlich, ohne Mühe und Beschwerden durchschnitten und eine Canüle längere Zeit ohne Nachtheil eingelegt werden kann. Das ihn mit der Trachea verbindende Lig. cricotracheale ist im Kindesalter den übrigen Bändern fast gleich breit, und es liegt darin der Grund der häufig vorkommenden Verwechselungen des Ringknorpels mit dem ersten Trachealring. Man durchschneidet den Ringknorpel für den ersten Trachealring und glaubt dann das Lig. cricotracheale vor sich zu haben, während es die Membr. cricothyreoidea ist, welche man durchschneidet. Auf diese Weise kann auch noch die Art. cricothyreoidea, sowie die gleichnamige Vene unter das Messer kommen. Dieselbe entspringt von der Art. thyreoid. super. und verläuft mit vielen Anomalien, am oberen Rand der Membr. cricothyreoidea sich verzweigend, zum Lig. cricothyreoid. med., wo sie mit der anderseitigen Arterie anastomosirend in den Kehlkopf eindringt. Sie kann daher sehr leicht verletzt werden und dadurch eine Operation auf unangenehme Weise unterbrechen.

II.

Indication.

Bevor wir zur eigentlichen Besprechung dieses Capitels übergehen, ist es wohl am Platze, mit einigen Worten die Natur des *Croup* hier zu besprechen.

Die häutige Bräune oder Croup, angina membranacea, ist eine gefährliche Affektion der Athmungswege, die sich durch ihre häutigen Auschwitzungen charakterisirt, und daher wohl zu unterscheiden ist von einer einfachen, catarrhalischen, nur dem Schnupfen ähnlichen Affektion. Sie gehört zu den sogenannten zymotischen Krankheiten; hat, ähnlich, wie der typhus und dergleichen Krankheiten, eine ganz specifische Aetiologie, kommt epidemisch und endemisch vor und ihr zuweilen auftretender miasmatisch-contagiöser Charakter liegt nach so vielen Beobachtungen wohl ausser allem Zweifel. Wie so manche verderbliche, der Therapie wenig zugängliche, epidemische Krankheit, hat auch der Croup zahlreiche Theorien und Heilmethoden hervorgerufen. Wir haben indessen bis jetzt keine sichere innere Behandlungsweise gegen diese Krankheit, und wenn auch manche Fälle glücklich verlaufen sind, so ist doch bis jetzt keine innere medicamentöse Therapie zu einer allgemeinen Geltung gekommen. Leichte Fälle und gutartige Epidemien verlaufen bei jeder Behandlungsweise günstig, die bösartigen dagegen führen nur zu oft zum Tode, und zwar durch zunehmende Beengung der Athmungswege. Durch die segensreichen Fortschritte der Chirurgie ist man jedoch jetzt in den Stand gesetzt den drohenden Erstickungsgefahren entgegen zu treten und auf diese Weise gar manches Leben zu erretten. Wenn nun dieses Verfahren seine volle Anerkennung noch nicht gefunden hat, und sich immer noch manche Gegner dieser Operation zeigen, so beruht dies vorzugsweise darauf, dass man zwei Thatsachen, worauf sich der Luftröhrenschnitt doch vorzugsweise stützt, nicht beachtet hat, oder nicht beachten wollte. Es sind dies die *Specifität* und die *Lethalität* des Croup.

Die Lehre von der Specifität des Croup ist von Bretonneau schon längst in Frankreich aufgestellt worden; auch in England hat man diese eigenthümlichen Verhältnisse des Croup erkannt; allein in Deutschland scheint diese Ansicht erst in neurer Zeit allmählig etwas Eingang zu finden. Es wird wohl einem jeden genauen Beobachter nicht entgangen sein, wie zu manchen Zeiten der Croup in ganz bösartiger Form auftritt, während er ein anderes Mal einen viel gelinderen Charakter zeigt; wie ferner in einer ganzen Reihe von Fällen sich auch nicht die geringste Spur von Contagium findet, während wiederum in einem einzelnen Fall eine contagiöse Uebertragung constatirt ist. Ebenso wird jeder genaue Beobachter die Gefährlichkeit dieser Krankheit eingesehen und erfahren haben. Das Mortalitätsverhältnis bei Croup ist ein sehr ungünstiges, man kann die Zahl der Todesfälle auf 80 — 90 % schätzen, wie durch zahlreiche statistische Tabellen constatirt ist. Ein solch ungünstiges Verhältnis wollen allerdings gar manche Aerzte, die bei jeder catarrhalischen Affektion einen Croup geheilt zu haben glauben, nicht zugestehn. Wer indessen den echten Croup vom Pseudocroup hinreichend zu unterscheiden weiss und die Gefahren desselben erkannt hat, der wird auch die Nützlichkeit der Tracheotomie beim Croup einsehen und anerkennen.

Auf die einzelnen Symptome und den bekannten Verlauf des Croup einzugehn, liegt ausserhalb des Bereichs dieses Schriftchens; uns beschäftigen hier zunächst die Stadien der Krankheit, wo nur noch von einem operativen Eingriff Hülfe und Rettung zu erwarten ist. Selten unterliegt ein Kind dem ersten Anfall; hat sich aber erst die charakteristische Dyspnoe eingestellt, so steigert sie sich bis zum Culminationspunkt der Krankheit unaufhörlich und geht in der Regel durch Asphyxie in den Tod über. Man reicht im Anfang der Krankheit, d. h. bei den beginnenden Respirationsbeschwerden dem kleinen Patienten wohl ein Brechmittel; denn zuweilen kann es gelingen, zumal bei schon erwachsenen Kindern, bei denen sich der Respirationskanal nicht so leicht verstopft, dass durch die Brechbewegungen ein Theil der in den Luftwegen steckenden Entzündungsprodukten hinausgeschleudert und der Anfall dadurch beseitigt wird, und dass bei gleichzeitig fortgesetzter innerer Kur die Symptome allmählig schwinden und die Kinder sich wieder erholen. Wenn wir indessen sehen, dass trotz Cupr. sulphur., Kali nitric., Natr. bicarbon., Tart. stibiat., Calomel, Blutentziehungen, Jodbepinselungen und wie die Mittel alle heissen, keine Erleichterung eintritt, wenn die Athemnoth sich steigert, die Inspirationen immer beschwerlicher und gedehnter werden, wenn die Exspirationen auch beim langsamen Inspiriren kürzer, die Intercostalräume, Herz- und Schlüsselbeingruben tief einsinken, so ist von keinem anderen Mittel Heil zu erwarten, als von der künstlichen Eröffnung der Luftwege durch die Tracheotomie.

Hiermit stossen wir nun zunächst auf die Frage: wann soll man operiren, welches ist der passende *Zeitpunkt* zur Operation? Es waren und sind bis jetzt noch die Ansichten und Angaben darüber sehr verschieden. Trousseau, jene Autorität Frankreichs, stellte früher den Satz auf: opérez le plus tôt possible; er kam indessen in neuerer Zeit, vielleicht durch die ungünstigen Resultate, die ihm bei frühzeitig vorgenommenen Tracheotomien geworden, wieder davon ab, und operirte in einem späteren Zeitraum der Krankheit, ohne diesen jedoch genau zu bestimmen. Ganz kürzlich gab er wieder dem frühzeitigen Operiren den Vorzug. Der praktische Arzt ist wohl selten in der Lage sich über das *Zufrühoperiren* Vorwürfe zu machen, denn in der Privatpraxis sind die Hindernisse, die sich einem operativen Eingriff bei dieser Krankheit entgegenstellen, so mannigfach (wie ich dies selbst, obwohl noch Anfänger, hinreichend beobachtet habe), dass höchstens von einem *Nichtzuspätoperiren* die Rede sein kann. In der Regel wird der Arzt erst dann gerufen, wenn periculum in mora, und dann werden einem operativen Eingriff erst noch Schwierigkeiten gemacht. Es ist sehr zu bedauern, dass man diese an sich ziemlich unschädliche und kleine Operation so sehr fürchtet, dass man die beste und günstigste Zeit in der Regel verstreichen, oft auch die Operation gar nicht gestattet und die Kinder geradezu dahinsterben lässt. „Wozu ein Kind, das ersticken will, noch operiren und noch mehr quälen? es stirbt ja doch.“ Diese, sowie ähnliche Einwände werden gar nicht selten von Seiten der Laien der Tracheotomie entgegengesetzt. Durch vernünftige Vorstellungen und durch die Unzulänglichkeit der angewandten Mittel kann man indessen öfters die Angehörigen, zumal wenn sie schon mehr durch Todesfälle der Art heimgesucht sind, zur Ueberzeugung bringen. Aber das Haupthindernis liegt grösstentheils bei vielen Aerzten selbst, die theils wegen der technischen Schwierigkeiten, vor denen sie sich fürchten, theils aus Mistrauen gegen die ihnen nicht aus eigner Erfahrung bekannten Operation, sich als Opponenten der Tracheotomie aufstellen und mit ihren Recepten dann die Kinder ersticken lassen, anstatt selbst das Messer zu nehmen, oder wenigstens für die Herbeischaffung eines Operateurs Sorge zu tragen.

Bei der Bestimmung des Zeitpunkts, wann man operiren soll, haben wir vor allen Dingen gewisse Zustände streng von einander zu unterscheiden. Im Allgemeinen hat man angegeben dann zur Operation zu schreiten, wenn die Kinder asphyktisch werden, dabei aber die Asphyxie mit ganz anderen Zuständen noch zusammengeworfen. Wir müssen die Asphyxie wohl unterscheiden von einem anderen Zustand, den wir mit dem Namen *Erstickungsangst* bezeichnen wollen; ein Unterschied, der meines Wissens bis jetzt nicht hinlänglich gewahrt worden ist und der erst in allerneuester Zeit durch Herrn Prof. Roser *) die gehörige Würdigung gefunden hat. Man versteht unter Asphyxie wohl den Zustand, in welchem durch die gehinderte Respiration der Oxydationsprocess des Blutes allmählig aufhört, das Blut mit Kohlensäure überfüllt wird, in Folge welcher Kohlensäureintoxikation die der Asphyxie wesentlichen Symptome eintreten, als: kalte Extremitäten, blaue Lippen, Livor des Gesichts, kalter Schweiss, ein allgemeines Erschlaffen, das in einen soporösen Zustand übergeht, aus welchem sich die Kinder in der Regel nicht wieder erholen. Wesentlich verschieden hiervon ist der Zustand der Erstickungsangst. Es ist allerdings die Respiration beengt, und nur durch ein angestrengtes forçirtes Athmen wird das Sauerstoffbedürfnis des Körpers gedeckt. Die Kinder werden dabei sehr unruhig, das gehinderte und angestrengte Athmen macht sie ängstlich und bedingt in ihnen die diesem Stadium eigenthümlichen Symptome. Entsetzliche Angst in seinen Zügen, mit geröthetem Gesicht, schweissbedeckter Stirn, vollem und frequentem Puls wirft sich der kleine Patient von einer Seite zur anderen, verlässt das Bett, um es bald wieder aufzusuchen, und klammert sich krampfhaft fest an seine Umgebung, als suche er überall Hülfe. Dieses Stadium ist das für die Operation passende und zweckmässige und wir können dann am meisten auf einen guten Erfolg rechnen, wenn wir zu dieser Zeit zur Operation schreiten. Lässt man dagegen die Kinder lange in dieser Erstickungsangst sich abarbeiten, wartet man, bis sie ganz erschöpft sind, und die Beengung im Kehlkopf zu bedeutend geworden ist, so ist die Folge eine unvollkommene Decarbonisation des Blutes, die Kinder kommen in das Sta-

*) Archiv für Heilkunde. II. Heft. 1861.

dium der wirklichen Asphyxie und die Prognose wird selbstverständlich immer schlechter.

Soweit meine Beobachtungen reichen, verliefen diejenigen Fälle immer am günstigsten, wo man rechtzeitig operiren konnte. Je länger der Process schon gedauert, und je mehr Raum derselbe schon gewonnen hat, desto ungünstiger ist die Prognose, und die Kinder, bei denen allzu lange gewartet wurde, gingen auch in der Regel, mit nur wenigen Ausnahmen, zu Grunde. Sie wurden zwar durch die Operation zum freien Athmen gebracht, hatten aber meist die Kraft nicht den fortschreitenden, bronchitischen Process zu überstehen. Dabei ist nun nicht ausser Auge zu lassen, dass auch bei der drohendsten Todesgefahr der Arzt immer noch zur Operation verpflichtet ist. Es ist nie zu spät zu operiren, so lange das Kind noch einen Athemzug macht, denn schon manches scheinbar erstickte Kind wurde durch rasches Oeffnen der Luftröhre wieder zum Leben gebracht. Es ist immer in solchen Fällen die Möglichkeit zur Erhaltung des Lebens gegeben, und wenn auch dies nicht, so doch zu einer Lebensverlängerung auf Tage, ja Wochen.

Was nun den *Zweck* anlangt, den wir mit der Tracheotomie bei Croup erreichen wollen, so besteht derselbe darin, die zunehmende Beengung der Athmungswege zu beseitigen, mit anderen Worten, das Respirationsgeschäft, das durch Schwellung des Kehlkopfeingangs, durch Pseudomembranen in dem Larynx und der Trachea gehemmt ist, auf künstliche Weise wieder herzustellen und so ein Menschenleben vom Erstickungstode zu erretten. Der Effekt ist ein so auffallend günstiger, dass schon manche Aerzte, die Solches zum ersten Mal sahen, in grösste Verwunderung ausbrachen. Jenes klägliche, das tiefste Mitleid erregende Bild eines mit dem Athem ringenden, in steter Erstickungsgefahr sich befindlichen Kindes verwandelt sich augenblicklich in das der Ruhe und Behaglichkeit, und selbst die ungebildetsten Eltern, wenn sie dann an das Bett des kleinen Patienten treten, bekunden ihre Zufriedenheit und loben und preisen in jeglicher Weise die Wohlthat dieses operativen Eingriffs. Wir beseitigen freilich durch die Operation nur ein Symptom, und es fragt sich nun weiter, welchen Einfluss dieser Eingriff auf die Krankheit selbst hat. Wir können allerdings der Operation einen direkten Einfluss auf den Verlauf der Krankheit nicht beimessen. Die croupöse Entzündung geht ihren Gang fort, sei es zur Austossung von Membranen, oder zur Weiterverbreitung des Processes. Indirekt jedoch bietet die Operation wesentliche Vortheile. Abgesehn davon, dass ein erkranktes Kind zunächst von der Erstickung gerettet und davor geschützt ist, gewinnen wir durch die Tracheotomie erstlich Zeit und zweitens viel günstigere Verhältnisse für die Heilung der Krankheit. Wir legen den Heerd der Krankheit blos, bahnen den die Erstickung herbeiführenden Endzündungsprodukten einen Weg, schützen die Kranken dadurch vor Erstickung und gewinnen Zeit den Verlauf des Processes nunmehr ohne Gefahr abwarten zu können. Zweitens beseitigen wir durch die künstliche Wiederherstellung der Respiration auch die im Kreislauf entstandenen Störungen. Es wird zunächst den Lungen wieder die Zufuhr der erforderlichen Quantität Sauerstoff gestattet, und der für das Blut erforderliche Oxydationsprocess auf die Norm zurückgeführt. Es kommt der Kreislauf wieder in seinen ungestörten Gang, die ungeheure Hyperämie aller Halstheile wird aufgehoben, und dadurch dem weiteren Umsichgreifen des Processes auch Einhalt gethan. Es leuchtet aus diesen Gründen wohl ein, dass ein tracheotomirtes Kind eher fähig und kräftig ist einem solchen Krankheitsprocess zu widerstehen und denselben durchzumachen, als ein solches, das dabei in steter Erstickungsangst sich abmattet und seine Kräfte erschöpft.

III.

Operationsmethoden.

Die künstliche Eröffnung der Luftwege am Halse, die wir im Allgemeinen mit dem Ausdruck *Bronchotomie* bezeichnen, ist einestheils nach der Stelle, an welcher sie vorgenommen wird, anderntheils aber auch je nach der Art; in welcher sie Statt findet, eine sehr verschiedene. Sie kann an den verschiedensten Stellen des Respirationskanals, am Lig. cricothyreoideum, an den Luftröhrenringen, am Ringknorpel, am Schildknorpel, oder mit Durchschneidung mehrerer Theile zugleich, je nachdem ein Zweck oder andere Verhältnisse solches bestimmen, zur Ausführung kommen. In Bezug auf die Stelle, wo man operirt, unterscheidet man im Allgemeinen zwei Verfahren, erstlich die Eröffnung des Kehlkopfs selbst, *Laryngotomie*, und zweitens die Eröffnung der Luftröhre, *Tracheotomie*.

Die Laryngotomie kann nun wiederum an verschiedenen Stellen des Kehlkopfs vorgenommen werden, und ist im Ganzen wegen der oberflächlichen Lage der Theile leicht ausführbar. Es hat dies Verfahren jedoch gar manche Nachtheile und passt nur für solche Fälle, wo ein Athmungshinderniss hoch oben im Kehlkopf die Indikation zur künstlichen Eröffnung desselben abgibt. Beim Croup indessen, wo der ganze Kehlkopf selbst afficirt ist und die Ursache der Athmungsbeschwerden abgibt, ist die Tracheotomie, das Oeffnen der Luftröhre unterhalb des Ringknorpels mit Durchschneidung der 3 — 4 oberen Luftröhrenringe, mitunter auch des Ringknorpels selbst, das beste und zweckmässigste Verfahren. Es ist dasselbe allerdings schwieriger ausführbar, als das vorhergehende, da die Luftröhre um so vertiefter hinter der Haut liegt, je weiter unten man sie aufsucht. Der Nachtheil, den die Laryngotomie hat, besteht besonders darin, dass die Oeffnung in der Regel nicht gross genug ausfällt, um eine Canüle einführen zu können, und dass ferner, wenn man die Oeffnung auch nach irgend einer Seite hin erweitert, dann durch den Reiz und Druck der Canüle dio betreffenden Kehlkopfknorpel in Entzündung und Eiterung versetzt werden, und schliesslich nekrotisch zu Grunde gehen, wie solches schon mehrfach beobachtet worden ist.

Die *Tracheotomie*, bei der wir solche Nachtheile nicht zu befürchten haben, kann nun ebenfalls sowohl dem Ort, als der Art und Weise nach verschieden ausgeführt werden. Die Wahl des Ortes wo man die Luftröhre eröffnet, hängt wesentlich von der Grösse und Form der Kropfdrüse ab, und müssen wir in dem einzelnen Fall den richtigen Weg zu finden suchen. Entweder legen wir die Trachea über der Kropfdrüse blos, dadurch dass wir diese etwas herunterziehen, oder wir dringen zwischen Kropfdrüse und Thymus ein, ziehen die eine nach oben, die andere nach unten, und bahnen uns auf diese Weise einen Zugang. Ist dies beides nun nicht ausführbar, drängt die Zeit, und ist nur die Grösse des mittleren Schilddrüsentheils das Hindernis, so bleibt uns noch ein dritter Weg übrig, nämlich unmittelbar hinter diesem Drüsentheil mittelst Durchschneidung desselben, nach vorheriger beiderseitiger Unterbindung, den Zugang zur Luftröhre zu erreichen. Auf diesen Punkt komme ich indessen später noch zu sprechen. — Was nun die Art und Weise der Ausführung der Tracheotomie anlangt, so unterscheidet man deren zwei, von denen die eine darin besteht, dass man die Luftröhre durch speciell zu diesem Zweck construirte Instrumente mit oder ohne Hautschnitt in einem Tempo öffnet, während die andere Methode in einer allmählich Schritt vor Schritt auszuführenden Bloslegung und Oeffnung der Luftröhre besteht.

Das erste Verfahren, obgleich man die Unzweckmässigkeit desselben schon längst dargelegt und gezeigt hat, findet immer noch zahlreiche Vertreter. Es sind die Bemühungen im Allgemeinen dahin gerichtet, die Operation so viel wie möglich zu vereinfachen, und jedem Arzt, der nicht gerade ein geübter Operateur ist, ein Mittel an die Hand zu geben, im Falle der Noth operiren zu können. Es haben diese Bemühungen indessen bis jetzt wenig gefruchtet. So löblich dieser Zweck auch ist, und so wünschenswerth es auch wäre, jedem praktischen Arzt die Ausführung der Tracheotomie auf diese Weise zu ermöglichen und so leicht als möglich zu machen, so unzweckmässig und nachtheilig ist dies Operationsverfahren. Wenn auch in einem einzelnen Falle und zu einem gewissen Zweck sich irgend ein für den Luftröhrenschnitt construirtes, complicirtes Instrument einmal brauchbar gezeigt hat, so liegt doch der Hauptbeweis von der Unzweckmässigkeit und Unbrauchbarkeit dieser Instrumente schon darin, dass gar manche Erfinder derselben nach einmaligem Versuche auf den weiteren Gebrauch derselben verzichtet haben. Die Zahl der Bronchotome und Tracheotome ist eine ziemlich bedeutende; eine nähere Betrachtung derselben würde mich hier zu weit führen, und ich beschränke mich daher nur auf Folgendes. Die meisten dieser Instrumente sind troikarartig construirt, und werden geradezu ohne vorausgemachten Hautschnitt in die Luftröhre eingestossen; das Stilet wird dann herausgenommen, während ein canülenartiger Apparat in der Luftröhre liegen bleibt. Derartige Instrumente sind von Bell, Richter, Sanctorius, Michaelis, Decker, Perret, Rudtorffer u. A., wenn auch jedes in etwas veränderter Weise angegeben worden. Andere sind mit Dilatationseinrichtung versehen, wie das Instrument von Thomson; wieder andere wirken mehr schneidend, nicht stechend; es sind dies Apparate, die Haken, Messer und Dilatateur zugleich darstellen, wie das von Guarin. Mit allen diesen ist allerdings die Operation scheinbar ausserordentlich leicht und einfach, und mit einem Stich vollendet; es haben jedoch alle diese Instrumente ihre Nachtheile.

Erstlich sieht man nicht, was man von den hinter der Haut gelegenen Theilen durchsticht, und läuft somit Gefahr, grössere Gefässe zu verletzen, wie solches bei dem so sehr veränderlichen Verlauf der Venen und den so häufig hier vorkommenden Anomalien so leicht möglich ist. Ferner ist die Handhabung dieser Instrumente sehr unsicher, und sie verdienen dabei sämmtlich den Vorwurf, die hintere Wand der Trachea, ja selbst den Oesophagus verletzen zu können, was auch schon vorgekommen sein soll.

Die andere Methode besteht in einer allmählichen, Schritt vor Schritt auszuführenden Bloslegung und Oeffnung der Luftröhre ohne alle künstlichen Apparate, mit ganz einfachen Instrumenten, wie sie am Ende in jedem vollständigen chirurgischen Taschenetui sich vorfinden. Dies Verfahren wird wohl von den meisten Chirurgen als das zweckmässigste und beste gehalten und geübt. Nach dieser Methode wurde auch früher die Operation ausgeführt, und Trousseau, der eigentliche Schöpfer der Tracheotomie bei Croup, operirte auf diese Weise, wenn auch nicht in der Vollkommenheit wie jetzt, ohne alle künstlichen Apparate. Prof. Roser hat bei allen seinen Tracheotomien stets dieses Verfahren eingeschlagen, und es wird wohl mit weiterer Berücksichtigung des noch Folgenden Niemand über den Vorzug desselben mehr Zweifel hegen können.

IV.

Instrumente zur Tracheotomie.

Je einfacher der Instrumentenapparat ist, um so zweckmässiger wird man operiren und der Individualität jedes einzelnen Falles Rechnung tragen können. Fast alle zum Behufe der Tracheotomie angegebenen complicirten Instrumente trifft der Vorwurf grosser Einseitigkeit, während durch möglichst einfache Construktion jedes Instrument an bequemer Handhabung und Vielseitigkeit der Anwendung gewinnt. Ist man in Noth- und Eilfällen genöthigt sich zu einer Tracheotomie zu entschliessen, so sind die gewöhnlichen Instrumente, womit jeder Chirurg stets versehen sein soll, vollkommen ausreichend. Doch gibt es noch manche, in den gewöhnlichen Taschenetuis nicht enthaltene Instrumentchen, die in ihrer einfachen und zweckmässigen Construktion die Ausführung der Tracheotomie wesentlich leichter und sicherer machen, theilweise auch darauf berechnet sind, die Beihülfe kundiger Assistenten, die oft gerade nicht zu beschaffen sind, entbehrlich zu machen. Da nun das Herbeirufen eines Operateurs in der Regel erst dann geschieht, wenn nicht viel Zeit mehr zu verlieren ist, und dann meistens des Nachts, so dass das Zusammensuchen der nothwendigen Instrumente sehr störend und zeitraubend sein würde, so ist es das beste und zweckmässigste, die Instrumente zur Tracheotomie in einem eigenen Etui stets parat zu haben, um sofort jedem Rufe folgen zu können. Die Anschaffung eines solchen Etuis kann überhaupt, besonders Praktikern, die häufiger in die Lage kommen können zur Tracheotomie zu schreiten, nicht dringend genug empfohlen werden. In Folgendem erlaube ich mir die Instrumente anzuführen, welche die integrirenden Bestandtheile eines für die Tracheotomie eigens zusammengestellten Etuis ausmachen, und welche sich in der Praxis als besonders brauchbar bewährt haben.

Scalpelle. Deren muss man stets mehrere vorräthig haben, um nöthigenfalls ein unbrauchbar gewordenes durch ein anderes ersetzen zu können. Die Hauptsache ist die Klinge, welche recht lang, fein, schmal, nicht zu bauchig, spitz und entsprechend scharf sein muss. Eine derartig gestaltete Klinge gestattet, indem sie den Raum des Operationsfeldes nicht so sehr verdeckt, die erforderliche Einsicht in die zu trennenden Theile; ferner ist nur damit eine derartige Operation leicht zu machen, da am Halse nur mittelst kleiner Schnittchen die verschiedenen Gewebstheile mit erforderlicher Sicherheit und Schnelligkeit getrennt werden können. Ein breites, derbes Scalpell hat ausser den mannigfachen Nachtheilen durch Beschränkung des Gesichtsfeldes u. s. w. vorzüglich auch noch das gegen sich, dass die Eröffnung der Luftröhre selbst damit äusserst unbequem und beschwerlich ist, während man mit einem feinen, schmalen ohne Mühe in jeder beliebigen Richtung und Ausdehnung operiren kann. Ausserdem hat man namentlich auf gehörige Länge der Scalpellhefte zu sehen, damit dieselben eine bequeme Handhabung und sichere Führung gestatten.

Hakenpincette. Um nach gemachtem Hautschnitt die zu trennenden feinen Gewebsparthien zu fassen, bedient man sich am besten zweier Hakenpincetten, eine für den Operateur, die andere für den Assistenten. Dieselben sind von gewöhnlicher Construktion, müssen indessen, um dem gewünschten Zweck zu entsprechen, die erforderliche Feinheit und Länge haben und ferner an der Spitze mit ganz genau ineinander greifenden Häkchen versehen sein. Man fasst mit denselben von beiden Seiten kleinere Gewebsparthien, erhebt dieselben, und kann sie dann mit der nothwendigen Sicherheit in der Mitte durchtrennen.

Stumpfe Haken finden bei der Tracheotomie mannigfache und vielseitige Anwendung und vermögen manches complicirte Instrument zu ersetzen. Man bedient sich derselben zunächst nach dem Weglassen des Messers, um die Fascien und die auf der Trachea liegenden Theile damit abzulösen oder loszupräpariren; sodann benutzt man sie zum Zurückschieben und Auseinanderhalten der Weichtheile, Muskeln und Drüsen, nach allen beliebigen Richtungen hin, um dann die Luftröhre gehörig frei vor Augen zu bekommen und sicher öffnen zu können; endlich kann man sich derselben nöthigenfalls auch bedienen zum Dilatiren der

Trachealwunde. Zu ersterem und letzterem Zweck sind besonders die gewöhnlichen Unterbindungshaken, die gleichzeitig auch Hohlsonden vorstellen, sehr brauchbar, und man sorge dafür, stets mit zwei solchen versehen zu sein. Selbstverständlich müssen sie, namentlich an dem hakenförmigen Ende recht lang, um damit gehörig in die Tiefe eindringen zu können, sowie an dem öhrförmigen Theil glatt und etwas zugespitzt sein, um bei dem Wegpräpariren und Bloslegen der Luftröhre gehörig zwischen die zum Theil derben Gewebe hinein zu können. Zum Zurückhalten der Weichtheile kann ebenfalls dieser Haken dienen; doch wenn es sich um breitere Parthien handelt, wie die Kropfdrüse oder Thymus es unter Umständen erforderlich machen, so verwendet man dazu am zweckmässigsten platte, breite Messinghaken. Diese sind, selbst an beiden Enden, von verschiedener Breite, um sie je nach Bedürfnis gebrauchen zu können; ausserdem beiderseits entsprechend gebogen; doch gestattet ihre Biegsamkeit, dass man in geeigneten Fällen die Länge des Hakens selbst verbessern kann.

Der *federnde Wundhaken* schliesst sich zunächst an die stumpfen Haken an und dient besonders zum Auseinanderhalten von Gewebstheilen im Moment der Luftröhrenöffnung. Prof. Roser liess sich dies Instrumentchen (Tab. III, Fig. 2) vor etwa zwei Jahren zu obigem Zwecke anfertigen und hat dasselbe seitdem auch häufig mit Vortheil angewandt. Es ist dasselbe ganz einfach aus Neusilberdraht gefertigt, und zwar ganz nach Analogie des bekannten federnden Augenlidhalters von Kelley-Snowden. Vor allen Dingen erfordert seine Brauchbarkeit bei der Tracheotomie eine nur ganz schwache Federkraft; eine sehr starke macht dasselbe vollkommen unbrauchbar, wie dies besonders in letzterer Zeit sich einigemal gezeigt hat. Vorn hat das Instrument ein etwas nach aussen gebogenes und platt gehämmertes Häkchen, und seine beiden Branchen sind ebenfalls an einer Stelle etwas platt gehämmert, um das Instrumentchen sicherer handhaben zu können. Es ist dasselbe im Ganzen klein, nimmt daher keinen Raum weg, ist ferner niedrig, stört also nicht am Operiren, und vermag drittens, was die Hauptsache ist, vollkommen einen Assistenten zu ersetzen; ein Umstand, der auf dem Lande von grosser Bedeutung ist. Die Tracheotomie, besonders bei Nacht vorgenommen, macht stets eine Anzahl Assistenten wünschenswerth, und schon manche Operation wurde deshalb unterlassen, weil man sich ohne eine kundige Assistenz nicht daran wagte. Im Besitze eines solchen Instrumentchens kann man es im Nothfall schon wagen, unter alleiniger Beihülfe von Laien zu tracheotomiren. Prof. Roser war im vorigen Winter einmal in der Lage sich bei Nacht ohne alle ärztliche Assistenz zur Operation entschliessen zu müssen; und mit Hülfe des federnden Hakens ging die Operation ganz gut von Statten und lieferte ein vollkommen günstiges Resultat.

Die *Arterien-* oder *Schieberpincetten* finden bei der Tracheotomie eine zweifache Anwendung. Man bedient sich derselben theils um blutende Gefässe damit zu erfassen und behufs der Umstechung oder Unterbindung hervorzuziehen, theils zum Aufstecken kleiner Schwammstückchen. Derartige gestielte Schwämmchen machen es möglich, indem man mit ihnen besser in die Tiefe dringen kann, das Blut von den dort gelegenen Theilen rasch aufzusaugen und sich einen zeitweiligen Einblick in die Lage und Beschaffenheit der betreffenden Gewebe zu verschaffen. So einfach diese Manipulation auch ist, findet man derselben doch wenig Erwähnung gethan, und scheint sie weniger in Gebrauch zu sein, als sie bei den Vorzügen, die sie vor der gegewöhnlichen Handhabung der Schwämme hat, eigentlich verdient. Es sollten solche gestielte Schwämmchen stets bei der Tracheotomie gerüstet sein, und um beiden angegebenen Zwecken in vollem Umfang genügen zu können, sind natürlich stets mehrere Schieberpincetten erforderlich. Gleichgültig ist es dabei, welcher man sich bedienen will, wenn anders ihre Construktion, Schloss und Schluss, nur zweckmässig ist, mag es eine Gräfe'sche oder eine Fricke-sche sein. Die in Marburg stets angewandte und als sehr praktisch erwiesene besitzt das Schloss der Fricke'schen Torsionspincette, während die Branchen in einem kleinen Bogen vorn aufeinander zulaufend, nach Analogie der Hakenpincette mit feinen Häkchen ineinander greifen.

Nadelhalter. Zum Nadelhalter bedient man sich sehr zweckmässig der von Mathieu ursprünglich zur graduellen Compression angegebenen und nur für unseren Zweck mit einigen kleinen Modifikationen versehenen Pincette. Dieselbe übertrifft an Länge etwas eine gewöhnliche Arterienpincette. Von den stark gearbeiteten Branchen trägt die eine einen in einer Schiene beweglichen Riegel, während die andere mit einer schiefen Ebene versehen ist, über welche der Riegel hinübergreift und sich darauf bis zum vollständig genauen Schluss vorschieben lässt. Die vorderen Enden der Branchen bilden einen derben Conus und sind an ihren Berührungsflächen fein gerieft, so dass man krumme Nadeln fest und sicher damit fassen kann. Ausserdem thut man gut, dieselben an ihrem oberen Ende mit einem weissen Knopf zu versehn, theils um die Handhabung zu erleichtern, theils um sie im Eifer der Operation nicht mit anderen Pincetten und ähnlichen Instrumenten zu verwechseln. In angegebener Form ist dieses Instrument sehr praktisch und lässt sich als seinem Zweck vollkommen entsprechender Nadelhalter in jedem chirurgischen Besteck bequem mit sich führen.

Nadeln. Bei der Tracheotomie werden vorzugsweise nur Umstechungsnadeln in Anwendung gezogen. Dieselben sind kurz und im Halbkreis gebogen, verschieden stark, ganz rund, und am Oehrende vierkantig, um ein sichereres Gefasstwerden mit den Zähnen des Nadelhalters zu ermöglichen. So einfach dieselben sind, so vielseitig ist ihre Anwendung. Man benutzt sie vorzugsweise zur Umstechung blutender Gefässe; ferner zur Einlegung von Fadenschlingen zu beiden Seiten der Trachealwunde. In Nothfällen vermag man selbst auch durch eine in den Nadelhalter eingefügte Umstechungsnadel einen scharfen Haken zu ersetzen, und kann sich derselben sehr wohl zum Fixiren und Hervorziehen der stürmisch bewegten Trachea bedienen. Es leuchtet hieraus hervor, dass der Arzt, wenn er mit einem solchen Umstechungsapparat versehen ist, wegen der vielseitigen Anwendbarkeit desselben, ausser ihm nur noch weniger Instrumente bedarf, um in Eilfälllen sofort eine Operation unternehmen zu können. In einzelnen Fällen, wo man behufs einer Durchschneidung des mittleren Kropfdrüsenlappens denselben erst doppelseitig unterbinden muss, ist es zweckmässig, mit einer Aneurysmanadel versehen zu sein, obwohl man erforderlichen Falls auch jede andere Nadel oder den oben beschriebenen Unterbindungshaken dazu verwenden kann.

Das *Hakenzängchen.* Zum sicheren Erfassen und Hervorziehen der Trachea hat sich ein von Prof. Roser hiefür angegebenes und ausserdem noch bei manchen anderen Operationen vielfach gebräuchliches Hakenzängchen als sehr praktisch bewährt. Es hat dieses Instrument nach Art der Kornzange gekreuzte Branchen, und kann die Länge derselben selbstredend verschieden sein. An ihren vorderen Enden befinden sich zwei über einander greifende Häkchen, welche von den Branchen ziemlich rechtwinklig abgebogen, die concaven Seiten ihrer halbkreisförmigen Biegung einander zukehren (siehe Tab. III, Fig. I). Man bedient sich auch wohl zweier solcher Häkchen, theils um die Trachea beiderseits fassen, theils um nach gemachter Trachealwunde dieselbe auch, bis die Fadenschlingen eingelegt sind, dilatirt erhalten zu können.

Der *elastische Catheter* sollte nie in einem Tracheotomiebesteck fehlen. Man sei stets darauf bedacht, mehrere derselben bei sich zu führen, und zwar von verschiedener Weite, um in allen Fällen der Luftröhre entsprechende und anwendbare zur Hand zu haben. Im Uebrigen sehe man auf gehörig grosse Fenster und ferner auf die erforderliche Weichheit. Die letztere vermehrt man, wo nöthig, durch Eintauchen in lauwarmes Wasser, während man sonst zur Anfeuchtung kaltes Wasser verwendet. Gilt es nach der Eröffnung der Trachea Pseudomembranen, Schleimmassen oder Blutcoagula zu entfernen, so ist kein Mittel dazu bequemer, als der elastische Catheter. Sind die Operirten bereits asphyktisch, so ist nichts zweckmässiger, als dieser zur Herstellung einer künstlichen Respiration, eines Verfahrens, wodurch schon manches dem Tode nahe stehende Kind wieder zum Leben gebracht worden ist. Oft vermag derselbe schon durch den bei seiner Einführung entstehenden Reiz die Respiration wieder in seinen Gang zu bringen. Nicht minder vortheilhaft ist derselbe ferner bei der Nachbehandlung. Häufig werden die Respirationsbeschwerden nur dadurch bedingt, dass unterhalb der Canüle sich Schleimmassen ansammeln, die oft zu förmlichen Krusten gerinnen. Der Catheter vermag dieselben in der Regel zu entfernen, theilweise dadurch, dass sie durch den verursachten Reiz ausgehustet werden, theilweise dadurch, dass man die Massen mit den Augen des Catheters auffängt. Aus alle dem Gesagten geht hervor, dass derselbe unter den Instrumenten der Tracheotomie gewiss einen gerechten Platz einnimmt.

Die *Canülen* spielen bei der Tracheotomie eine ziemlich bedeutende Rolle, und dienen nach gemachtem Trachealschnitt zum Einlegen in denselben, um dadurch die gewünschte künstliche Respiration zu unterhalten. Es erfordern dieselben eine ganz besonders zweckmässige Construktion, und als die Haupteigenschaften einer brauchbaren

Canüle wären ungefähr folgende zu bezeichnen. Dieselben müssen vor allen Dingen ziemlich lang sein, tief in die Trachea hineinragen, um nicht zu leicht heraus geschoben werden zu können; ferner müssen sie in ihrer Dicke der Weite der Luftröhre entsprechen und dermassen gebogen sein, dass sie, ohne auf irgend einen Theil zu drücken, genau mit nach unten gerichteter Oeffnung frei in die Luftröhre hineinragen; sie sollen im Allgemeinen die Form eines flachen Kreissegmentes haben. Ausserdem hat man dann noch an denselben mancherlei Modifikationen angegeben, und die Zahl der verschiedenen Formen der Trachealcanülen ist so bedeutend, dass eine Detaillirung derselben mir hier einen viel zu grossen Raum wegnehmen und doch zu einem nutzlosen Resultat führen würde, da die meisten derselben müssige und unzweckmässige Erfindungen sind. Ich beschränke mich daher nur auf Weniges.

Viele Autoren, namentlich in Frankreich, glaubten die Canülen dadurch zu verbessern, dass man an der Dorsalwand derselben, entsprechend dem oberen Theil der Luftröhre, eine Oeffnung anbringen liess, die den Zweck haben sollte, den Luftzutritt und Austritt durch den Kehlkopf nicht unmöglich zu machen. Es sollen auf diese Weise die im Kehlkopf befindlichen Massen entfernt werden, und man sich jederzeit überzeugen können, ob der Kehlkopf hinlänglich wegsam und es Zeit sei die Canüle zu entfernen. Man hat jedenfalls diese Canüle höher geschätzt, als sie es wirklich verdient und ist daher mit Recht vielseitig wieder davon abgegangen. Es ist vor allen Dingen klar, dass, wenn nur der Kehlkopf wieder wegsam ist, immer ein Theil der eingeathmeten Luft durch den Kehlkopf an der Röhre vorbei seinen Weg nehmen kann, da die Canüle die Trachea nicht ganz ausfüllt (siehe Tab. II. f.). Ausserdem kann diese Modifikation nach der Ansicht des Dr. Fock noch entschiedene Nachtheile bringen. Sobald sich nämlich der Wundkanal gereinigt hat und Granulationen entstehn, legen sich dieselben in die Oeffnung hinein und bilden einen Vorsprung, der beim jedesmaligen Wechseln der Canüle gereizt wird, und leicht dabei blutet. Diese öftere Irritation kann eine chronische Entzündung herbeirufen, die sich nach dem Kehlkopf fortsetzt und denselben sehr lange in unwegsamem Zustand erhält, so dass die Röhre viel länger liegen muss, als es sonst nöthig gewesen wäre.

Die von Prof. Pitha angegebene Röhre ist an ihrem unteren Ende geschlossen und abgerundet, und hat nur eine einzige, auf der concaven Seite befindliche Oeffnung. Er will damit einerseits das Einführen erleichtern, andererseits aber Reizungen der Trachea verhüten, welche bei unten abgeschnittenen Canülen allerdings vorkommen, und oft sehr übele Folgen haben können. Es steht fest, dass eine solche Canüle leicht einzuführen ist, dass sie ferner weniger reizt, als eine unten offene, und daher in solchen Fällen, wo vielleicht wegen eines den Kehlkopf comprimirenden Tumors die Tracheotomie gemacht worden ist, und ein Röhrchen längere Zeit liegen muss, dasselbe sehr bequem und vortheilhaft zu gebrauchen wäre. Allein hat man bei einem Kinde wegen Croup tracheotomirt, wobei doch stets beträchtliche Schleimmassen oder auch Membranen expectorirt werden, so möchte diese Canüle doch nicht die gewünschte Brauchbarkeit mehr haben. Wie leicht catheterförmige Canülen mit zwei seitlichen Oeffnungen sich verstopfen, und wie leicht sie die Respiration beengen, weiss ich aus eigener Erfahrung; durch eine mit nur einer Oeffnung versehenen Canüle muss dies selbstverständlich in noch höherem Grade Statt finden, zumal wenn man sie gleich nach der Operation einlegt, wo doch die Absonderung und Ausscheidung von Membranen am reichlichsten vor sich geht und selbst unten ganz offene Röhren sich gar zu oft verstopfen und die Kinder in die grösste Erstickungsgefahren bringen.

Zur Verhütung von Reizungen der Luftröhre oder Druck der Röhre auf dieselbe hat Luër eine Camüle angegeben, die in Frankreich viel im Gebrauch ist. Dieselbe ist dahin modificirt, dass die Röhre nicht in der Platte festgelöthet ist, sondern dass die runde Röhre in einer ovalen Oeffnung der Platte sich frei nach allen Richtungen bewegen kann. Auf diese Weise soll die Röhre bei allen sie betreffenden Bewegungen, wie Schlingbewegungen, sich entsprechend mitbewegen und die Luftröhre daher von jeglichem Druck derselben geschützt sein. In der beweglichen äusseren Röhre steckt alsdann die innere.

Die in Marburg gebräuchliche Canüle hat ausser den schon oben angegebenen erforderlichen Eigenschaften eine unbewegliche Platte, und zur leichteren Einführung derselben einen unten etwas schiefen Abschnitt, wobei jedoch die gehörige Abrundung der Kanten wohl beachtet ist. Da man nun in der Regel Doppelcanülen, also zwei ineinander passende Röhren anwendet, so ist es am zweckmässigsten, sich immer drei ineinander passende anfertigen zu lassen, von denen jedoch jede innere die äussere etwas überragt, um dann in Bezug auf die Weite stets mit wenigerem Canülenvorrath entsprechend auskommen zu können. Dieselben müssen natürlich gut und genau ineinanderpassend gearbeitet sein und dann am zweckmässigsten nur für das erste Stadium in Anwendung gezogen werden.

Für das spätere Stadium, also vom 4 — 6 Tage an, wo die Pseudomembranbildung aufgehört hat, wäre dann besonders zur Verhütung der mehrfach vorgekommenen Erosionen und decubitusartigen Ulcerationen, auf die wir betreffenden Orts später noch zu sprechen kommen, die von mir angegebene *Nachbehandlungscanüle* zu empfehlen. Prof. Roser benutzte seither zu diesem Zweck catheterförmige Canülen, deren beide seitlichen Oeffnungen soweit nach unten verlängert waren, dass nur ein kleines Stäbchen sie unten von einander trennte. Da ich nun ziemlich häufig Gelegenheit hatte die Nachbehandlung tracheotomirter Kinder auf dem Lande zu besorgen, so fand ich Gelegenheit die Zweckmässigkeit derartig construirter Röhrchen genau zu beobachten. Während man in vielen Fällen damit allerdings seinen Zweck erreichte, zeigte sich doch auch in manchen Fällen, dass der Luftdurchtritt durch dieselben sehr gehindert war und die Kinder nur mit Mühe diese Röhrchen ertrugen, einige auch gar nicht. Ich machte deshalb Prof. Roser den Vorschlag, die Canülen dahin abzuändern, dass mit Erhaltung des zugerundeten Endes doch ein leichterer Luftdurchtritt dadurch ermöglicht würde. Mit Zustimmung meines verehrten Lehrers lies ich ein solches anfertigen, und zwar so, dass das Ende der Canüle vier lange und ziemlich grosse Oeffnungen erhielt, die oben, unten und zu beiden Seiten durch ganz schmale Stäbchen verbunden sind, die wiederum nach vorn zusammenlaufen und dort ein kleines Kreuz bilden (siehe Tab. III, Fig. 3). Es ist das Ganze aus einem Stück gearbeitet und dabei die Abrundung desselben wohl gewahrt. Diese Canüle ist seit einer geraumen Zeit hier im Gebrauch, und ich habe sie bei einer ziemlichen Anzahl von Fällen anwenden sehen, wobei sie stets den gestellten Anforderungen vollkommen entsprach. Sie macht den Kindern durchaus keine Beschwerden, bietet hinlänglichen Raum zum Durchtritt von Secreten, und sollte sich auch einmal eine Oeffnung verstopfen, so kann durch die übrigen die Respiration doch ununterbrochen fortgehen. Ausserdem bietet sie noch den Vortheil, dass sie selbst von Laien, wenn nur einmal der 4. Tag herum ist, sich leicht herausnehmen, reinigen und wieder einführen lässt, ohne dass eine Verletzung oder Verirrung zu fürchten wäre.

Noch erlaube ich mir hier einiger Instrumenten Erwähnung zu thun, die als Dilatateurs, dilatirende Haken,

Doppelhaken, und wie sie alle heissen, so vielfach angegeben worden, aber nach meiner Ansicht durchaus nicht etwa als nothwendige Bestandtheile eines Tracheotomieetuis zu betrachten sind. Es sollen dieselben den Zweck haben, die schon blosgelegte Luftröhre zu fixiren, oder zu dilatiren, oder mehreres gleichzeitig zu verrichten. Ich erwähne hier nur die kürzlich beschriebenen Instrumente von Guarin, Pauli, Langenbeck, Löwenhardt und Marc. Sée. Mit dem Langenbek'schen scharfen Dilatationshaken habe ich vielfach an der Leiche experimentirt, habe aber demselben durchaus keine wesentlichen Vortheile abgewinnen können. Dass derartige Instrumente bei der Tracheotomie anwendbar sind, lässt sich durchaus nicht bezweifeln, ebensowenig aber auch nicht leugnen, dass dieselben sehr einseitig in ihrer Anwendung sind, und ich weiss nicht, wodurch dieselben eine Empfehlung verdienen sollten. Das Fixiren, Dilatiren und Oeffnen der Luftröhre, wenn dieselbe schon blosliegt, ist so einfach und leicht, wie wir später sehen werden, dass wir jener complicirten, kostspieligen, allerdings eleganten Instrumente nicht bedürfen, zumal wir mit jenen einfachen Instrumentchen, denen wir ausserdem noch durch die Vielseitigkeit ihrer Anwendung einen nicht geringen Vorzug einräumen müssen, vollkommen unsere Zwecke erreichen.

V.

Vorbereitung zur Operation.

Die nächste Aufgabe ist hier, für eine hinreichende Assistenz Sorge zu tragen; ein Umstand, der dem praktischen Arzt auf dem Lande manche Schwierigkeiten machen kann. Assistenten sind unbedingt erforderlich zu einer Tracheotomie, und zwar je zahlreicher und geübter dieselben, desto wünschenswerther und grösser die Erleichterung für den Operateur. Dessen ungeachtet muss man auch mit wenig Assistenz auskommen können und selbst in Nothfällen nur mit Beihülfe von Laien operiren. Es ist besonders ein zuverlässiger Assistent erforderlich, und sollte dies auch ein für diesen Zweck eingeübter Bader sein. Sodann erfordert das Zureichen der Instrumente, das Fixiren des Kopfes, das Festhalten und Ueberwachen des Kindes, auch wohl das Reinigen der Schwämme u. dgl. m. je eine Person. Alle diese Chargen können allerdings auch Laien übertragen werden, die sich einer solchen Operation beizuwohnen getrauen. — Ein zweites Erfordernis ist ein helles, sei es durch das Tageslicht oder durch Kerzenlicht erleuchtetes Zimmer. Operirt man bei Tage, so achte man auf recht helle Fenster. Da man indessen in der Regel des Nachts operiren muss, so soll man stets mit einer Anzahl Wachskerzen versehen sein, um zumal auf Dörfern nicht in Verlegenheit zu kommen. Die erforderlichen Instrumente legt man sich am besten neben dem Operationstisch auf ein Tuch neben einander, um Alles übersehen und nach Belieben rasch fassen zu können. Daneben sorgt man für einige mit Wasser gefüllte Schüsseln, einige Handtücher und schliesslich noch für Schwämme. Mit letzteren soll man stets selbst versehen sein. Man ordne sich mehrere kleine Schwämme und eine Anzahl kleiner Schwammstückchen zum Aufstecken auf Schieberpincetten, und beachte dabei dann noch eine Manipulation, die für den raschen Fortgang der Operation von wesentlichem Vortheil, und die, wie es scheint, vielen Aerzten gänzlich unbekannt ist. Es geschieht so häufig bei allerlei Operationen, dass gerade im wichtigsten Moment, also bei der Tracheotomie in dem Augenblick, wo man die Trachea öffnen will, kein blutfreier Schwamm da ist. In der Regel hat sich ein diensteifriger Gehülfe entfernt dieselben auszuwaschen und es dauert eine ziemliche Zeit, bis endlich ein reines Schwämmchen ankommt. Es hat sich dann indessen oft so viel Blut wieder angesammelt, dasss *ein* Schwämmchen nicht ausreicht, und der Operateur erwartet ungeduldig ein zweites, welches oft wieder zu lange bleibt. So kann es fortgehen, während der Augenblick drängt. Es sind dies peinliche Scenen, wobei selbst der Kaltblütigste seine Geduld verliert. Man instruire deshalb seine Assistenten, dass sie die Schwämme während der Operation nicht auswaschen, sondern nur mit einem Tuch ausdrücken; ein Verfahren, wodurch man einerseits ungestörter operirt, dadurch, dass man die Schwämme stets wieder zur Hand hat, andererseits aber auch viel Zeit erspart. Es bezieht sich dies Alles vorzugsweise auf die gestielten Schwämmchen, die man mit einem momentanen Druck des Handtuchs wieder blutleer machen kann. Ganz gut thut man, wenn man sich selbst ein Tuch ganz nahe hält, um solche Schwämmchen im Nothfall mit einer Hand auszudrücken und gleich wieder zur Hand zu haben. Die hülfeleistenden Laien haben in der Regel für das zeitraubende Auswaschen der Schwämme eine so grosse Vorliebe, dass sie sich, wie ich dies vielfach beobachtet habe, trotz aller Aufforderungen, äusserst ungern zu diesem so einfachen und zweckmässigen Manöver entschliessen können.

Das Kind legt man dann am besten auf einen kleinen, freistehenden Tisch, um ringsherum gehen zu können, und zwar so, dass der Hals des Kindes gut erleuchtet und gestrekt liegt. Man schiebt am besten ein zusammengerolltes Handtuch oder irgend etwas Anderes der Art hinter den Nacken und lässt dann durch einen Assistenten den Kopf zurückbeugen und fixiren. Ausserdem wird das ganze Kind sammt den Armen in ein grosses Tuch eingewickelt, und dann in der Weise festgehalten, dass Jemand von unten her sich über dasselbe hinbeugt und dabei die Arme an den Rumpf desselben festhält.

Für den Operateur ist es dann noch eine gewichtige Aufgabe sich eine gemessene Ruhe und Besonnenheit anzueignen und wenn auch die Umstände noch so sehr drängen, die Sache noch so peinlich ist, stets muss der Operateur mit der grössten Ruhe und Geistesgegenwart an's Werk gehen. Es ist dies freilich aber nur dann möglich, wenn man sich mit den anatomischen und pathologischen Verhältnissen dieser Gegend genau bekannt gemacht hat, wenn man die so häufig hier vorkommenden Anomalien kennt und wenn man überhaupt auf alle Einzelheiten und Zufälle der Tracheotomie gefasst ist.

Zum Schlusse dieses Capitels noch Einiges über die Anwendung des *Chloroforms*. Im Allgemeinen hat man sich bei der Tracheotomie gegen die Anwendung des Chloroforms erklärt, weil der asphyktische Zustand der Patienten dasselbe nicht zulasse. Ganz besonders spricht Chassaignac *) in einem Schriftchen über Tracheotomie gegen die Anwendung von anästhetischen Mitteln. Er sagt, die Empfindlichkeit der Kranken sei der Art erloschen, dass die Operation nicht sehr schmerzhaft für sie sei; ferner würden die Respirationsbeschwerden durch Anästhetika noch vermehrt, die Asphyxie befördert, und bei gar manchen Todesfällen sei die Ursache nur in eigenthümlicher Empfindlichkeit des Patienten gegen die Anästhetika begründet.

Diesen Behauptungen entgegen steht Dr. Fock **), gestützt auf eigene Beobachtungen. Dieser spricht von 24 Fällen, bei welchen man, mit Ausnahme eines Falls, stets chloroformirt habe, ohne je den geringsten Nachtheil beobachtet zu haben. Bei dem einen Fall schien es ihm überflüssig zu chloroformiren, weil die Sensibilität des Kindes vollkommen erloschen war. Lässt man Chloroform einathmen, so steigert sich nach Fock anfangs allerdings

*) Leçons sur le tracheotomie. Paris 1855.

**) Deutsche Klinik. 1859. Nr. 24.

die Athemnoth; doch bald, wenn die Narkose eintritt, wird das Athmen ruhiger und freier.

Wir haben bei dieser Frage vor allen Dingen wiederum die beiden Stadien, die eigentliche Asphyxie von der Erstickungsangst zu unterscheiden. Es versteht sich natürlich von selbst, dass man bei kleineren Kindern weniger das Chloroform nöthig hat, dass es sich also vorzüglich um die Anwendung bei schon kräftigeren, halb erwachsenen Kindern handelt. Ferner ist in dem Zustand der eigentlichen Asphyxie, wo das Blut mit Kohlensäure geschwängert ist, selbstverständlich unstatthaft, Chloroform anzuwenden, und durchaus auch nicht nöthig, da in diesem Zustand die Sensibilität allerdings dermassen erloschen ist, dass sich die Kinder hinlänglich ruhig verhalten und die Operation auch durchaus nicht erschweren. Haben wir indessen ein Kind vor uns im Zustand der Erstickungsangst, so ist die Sache eine andere. Es sind erstlich die Kinder in diesem Stadium sehr unruhig und eine Operation daher äusserst schwierig und mühsam. Zweitens findet sich in diesem Stadium ein eigenthümliches Phänomen, welches wohl einem genauen Beobachter nicht entgangen sein wird; es findet sich nämlich öfters ein fast hellrothes Venenblut, was uns zu dem Schluss berechtigt, dass die Kinder durchaus nicht an einem Kohlensäureüberschuss leiden, welcher Zustand allerdings für die Anwendung des Chloroforms nicht geeignet wäre. Die Beengung im Kehlkopf verursacht jene Erstickungsangst, und in Folge dessen tritt eine angestrengte und häufige Respiration und eine so beschleunigte Circulation ein, dass das Blut in diesem Stadium eher einen Ueberschuss, als einen Mangel an Sauerstoff hat. Unter solchen Umständen würde daher der Anwendung des Chloroforms durchaus nichts im Wege stehen. Prof. Roser hat bei mehreren seiner Tracheotomien Chloroform angewendet; ich selbst habe es bei mehreren Fällen anwenden sehen und nie die geringste nachtheilige

Wirkung beobachtet. Dass das Chloroformiren bei Kindern und besonders hier immer eine gewisse Vorsicht und Aufmerksamkeit erfordert, bedarf wohl keiner besonderen Erwähnung.

VI.

Operation.

Hautschnitt. Nach hinlänglich getroffenen Vorbereitungen und Vorkehrungen überzeugt sich der Operateur zuerst durch das Gefühl von der Lage der einzelnen Theile. Der Kehlkopf, den man in der Regel deutlich fühlt, ist der Ausgangspunkt für den Hautschnitt, der auf zwei Arten ausgeführt werden kann. Entweder man spannt sich die Haut und führt dann den Hautschnitt aus freier Hand, oder man fasst von beiden Seiten eine Hautfalte und durchschneidet dieselbe in vertikaler Richtung. Es ist im Ganzen gleichgültig und unwichtig, in welcher Weise man den Hautschnitt macht, wenn er nur hinlänglich gross und in der Mittellinie ist. Während allerdings derselbe bei der Durchschneidung einer Hautfalte rascher und sicherer vollendet wird, so soll derselbe aus freier Hand geführt, den Vortheil haben, dass er genauer in die Mittellinie gebracht werden kann. Man bedient sich besonders des letzteren Verfahrens da, wo die Oberhaut des Halses nicht mehr intakt und sehr empfindlich ist, wie dies z. B. nach Anwendung von Blasenpflastern häufig der Fall sein kann. Ausserdem aber macht man den Hautschnitt am leichtesten und raschesten mittelst Durchschneidung einer Hautfalte. Der auf der rechten Seite des Kindes stehende Operateur fasst mit der linken Hand eine Hautfalte, und zwar mittelst Daumen und Zeigefinger, mit der rechten Hand führt er das Messer. Während nun ein linkerseits stehender Assistent mit der rechten Hand die Falte mitfasst, wird dieselbe genau in der Mittellinie des Halses der Längsrichtung nach durchschnitten. Achtet man dabei auf recht gerade Lage des Kindes, so ist es durchaus nicht schwierig den Hautschnitt neben der raschen und sicheren Ausführung auch genau in die Mittellinie zu bringen. Daneben ist es dann auch nothwendig, denselben gehörig gross zu machen, um gut sehen zu können und ein möglichst grosses Operationsfeld zu haben. Man macht ihn etwa zwei Zoll lang, vom unteren Theil des Kehlkopfs bis ans Brustbein. Ist derselbe nun bei einem einmaligen Schnitt nicht gross genug ausgefallen, so kann man durch das Fassen einer kleineren Falte in derselben Weise wie vorher, den Schnitt nach oben oder unten beliebig verlängern und sich das Operationsfeld, soweit es nöthig scheint, erweitern. Ebenso kann man sich den Schnitt, wenn er nicht ganz in die Mittellinie gekommen ist, durch eine geeignete Verlängerung corrigiren, doch muss man sich hüten, denselben auch nicht zu gross zu machen.

Trennung der Fascien. Nach gemachtem Hautschnitt stossen wir zunächst auf die verschiedenen oberflächlichen Zellstoffschichten und Fascien des Halses, welche vorsichtig, mit Berücksichtigung der subcutanen Venen, besonders der V. mediana durchdrungen und dem Hautschnitt entsprechend getrennt werden müssen. Unter allen für derartige Bloslegungen, wie besonders auch für den Bruchschnitt, vorgeschlagenen und gebräuchlichen Methoden ist wohl die sogenannte Langenbeck'sche Methode die empfehlenswertheste. Der Operateur fasst, immer in der Mittellinie des Halses bleibend, mit einer feinen kleinen Hakenpincette eine kleine Zellstoffparthie und ein Assistent fasst mit einer zweiten Pincette ganz oberflächlich und dicht daneben. Die so erhobene Parthie kann dann rasch und sicher durchschnitten und auf eine folgende Parthie übergegangen werden. Auf diese Weise sucht man durch kleine Schnittchen, während der Assistent mit einem Schwamm, den er in der freien Hand hat, die Wunde fleissig abtupft, diese Fascien zu überwinden und die in den Weg tretenden Gefässe vorsichtig zu umgehn.

Blutung. Es ist wohl in der Mehrzahl der Fälle nicht möglich eine Tracheotomie auszuführen, ohne mit Gefässen in Collisionen zu gerathen. Man findet erstlich die Gefässe des Halses, besonders bei schon lange vorhandenen Respirationsbeschwerden, so ausgedehnt und überfüllt, dass schon die Verletzung eines kleinen Venenästchens eine bedeutende Blutung verursachen kann. Dupuytren's Rath, man müsse die Kranken tief Athem zu holen auffordern, ist im Princip ganz richtig, da allerdings die Zurückstauung des venösen Blutes die Ursache der störenden Blutungen ist. Aber gerade in den Fällen, in welchen man zur Tracheotomie schreitet, kann der Kranke nicht tief inspiriren. Zweitens ist öfters das subcutane Gewebe, z. B. durch vorher applicirte Blutegel so infiltrirt und undeutlich, dass man nicht weiss, was man durchschneidet, und daher in Gefahr ist, bei jedem Schnittchen eine Blutung hervorzurufen. Drittens endlich kann durch die Verletzung der so häufig am Halse vorkommenden inconstanten oder in veränderter Richtung verlaufenden kleinen Arterien sehr leicht eine Blutung verursacht werden. In der Tiefe stossen wir auf ein ganzes Venennetz oder anomale Schilddrüsenvenen, die schon durch unvorsichtiges Zerren mit dem stumpfen Haken natürlicherweise einer Verletzung ausgesetzt sind. Ebenso sind die in der subcutanen Schicht verlaufenden Venen sehr der Gefahr ausgesetzt, unter das Messer zu kommen. Vor allen Dingen müssen die Assistenten zur Vermeidung von Blutungen recht rasch und oft die Wunde mit Schwämmen abtupfen, damit der Operateur deutlich sehen kann, was er durchschneidet, und was noch durchschnitten werden muss. Auf diese Weise ist es dann häufig möglich, die in den Weg tretenden Gefässe vorsichtig umgehen zu können. Die mitunter quer über das Operationsfeld laufenden Anastomosen, wenn dieselben auf keine Weise zu umgehen sind, werden am besten nach vorheriger doppelter Umstechung durchschnitten. Ebenso durchschneidet man die oft vorkommenden Verschmelzungen zweier Venen nach vorheriger Sicherung derselben, wenn dieselben eben der Art sind, dass sie nicht anders aus dem Operationsfeld beseitigt werden können. Es ist dies ein sehr sicheres und rasches Verfahren, wie ich aus vielfacher eigener Anschauung mittheilen kann. Man schiebt solche Gefässe bald nach der einen, bald nach der anderen Seite, sucht dieselben zu erhalten, verliert damit oft viel Zeit, und es bleibt schliesslich doch nichts anderes übrig, als dieselben zu trennen. — Einer etwas bedeutenden arteriellen Blutung ist man wohl beim Luftröhrenschnitt nicht ausgesetzt, da man mit grösseren Gefässen bei normalem Verlauf derselben nicht in Collision kommt, und kleinere in der Regel von selbst schweigen. Es kommen im Verlauf der grösseren Gefässe, wie schon erwähnt, bedeutende Anomalien vor. Doch ist die Pulsation in solchen Fällen immer das Signal zur Vorsicht, und es erwächst hieraus die Regel, dass man immer von Zeit zu Zeit mit dem Finger nachfühlen und sich über die Lage der Theile vergewissern soll, um nicht im Eifer der Operation auf ein solch unerwartetes Gefäss zu stossen und die Operation durch eine so bedeutende Blutung zu unterbrechen. — Was nun die später eintretenden Blutungen anlangt, so werden wir bei der Nachbehandlung noch darauf zurückkommen.

Umstechung. Es ist allgemeine Regel, jedes blutende Gefäss bei der Tracheotomie auf eine möglichst rasche und sichere Weise zum Schweigen zu bringen. Hierzu ist das beste Mittel die Umstechung. Blutet ein Gefäss, so dass das Weiteroperiren gestört wird, so soll man, nach dem Rath von Roser, sich nie lange mit Blutstillungsversuchen aufhalten. Man mache alsdann gleich eine Umstechung, welches Manöver rasch ausführbar ist.

Man fasst mit einer Hakenpincette das blutende Gefäss, führt eine kleine krumme Nadel mittelst eines Nadelhalters durch das um das Gefäss liegende Gewebe und schnürt dann das Gefäss sammt dem Gewebe zusammen. Es hat dies Verfahren neben der raschen Ausführung noch den Vorzug vor der Ligatur, dass ein Abgleiten des Fadens nicht möglich ist, ein Umstand, der, wie wir im Folgenden noch sehen werden, wohl einige Wichtigkeit besitzt.

Bluteindringen in die Luftröhre. Die Blutung ist gerade der Gegenstand, den man bei der Tracheotomie am meisten fürchtet; aber nicht etwa des Blutverlustes oder nur des durch die Blutstillung verursachten Zeitverlustes wegen, nein, das, was die Blutungen am meisten fürchten macht, ist das Eindringen des Blutes in die Luftröhre und die dadurch herbeigeführte Erstickungsgefahr. Es ist daher als Hauptregel festgestellt worden, dass man die Luftröhre nicht eher öffne, als bis jede Blutung gestillt ist, damit kein Blut in dieselbe eindringe, welches durch rasches Gerinnen Erstickung herbeiführen könnte. Diese Vorsicht wird von den meisten Autoren mit ganz besonderem Nachdruck empfohlen, während wiederum andererseits diese so ernste und wichtige Sache mit einem wahren Leichtsinn betrachtet und behandelt wird. Es sind Beispiele von der tödtlichen Gefahr des Bluteindringens in die Luftröhre wohl zahlreiche vorgekommen, wenige indessen zur allgemeinen Kenntnis gelangt. Ich erlaube mir hier nur einen Fall mitzutheilen. Es war etwa die achte Tracheotomie, die Prof. Roser *) machte, und bei welcher es nöthig wurde die V. jugularis media zu unterbinden. Es wurde bei der Operation kein Fehler begangen, auch keine Zeit verloren, trotzdem passirte es, dass im Moment, wo die Luftröhre geöffnet werden sollte, das Kind eine unruhige Bewegung machte und einen Brechanfall bekam, wodurch

---

*) Anatomische Chirurgie von Roser. 1859. p. 196.

die Venenligatur losging, die Luftröhre sich sofort mit Blut füllte und das Kind asphyxirte. Es wurde sogleich die Trachealwunde dilatirt, das Blut ausgesogen, die Respiration künstlich unterhalten; kurz trotz aller Vorkehrungen und Bemühungen starb das Kind auf dem Operationstisch. Prof. Roser fand sich durch diesen Unglücksfall zu weiteren Versuchen über diesen Gegenstand veranlasst, welche Versuche die Gefahr des Bluteindringens auch vollkommen bestätigten. Er öffnete Kaninchen bei schon geöffneter Luftröhre eine Halsvene. Sowie das Blut in die Luftröhre eindrang, wurden die Thiere sogleich asphyktisch. Manche derselben erholten sich wohl wieder, andere dagegen starben und bei der Sektion fanden sich dann in den Bronchien dichotomisch verzweigte Blutgerinsel.

So leichtsinnig dieser Gegenstand von der einen Seite betrachtet wird, ebenso übertrieben scheint er von der andern behandelt zu werden. Dass man störende Blutungen vor Eröffnung der Trachea zum Schweigen bringt, versteht sich von selbst. Was indessen kleinere Blutungen anlangt, so braucht man damit wohl nicht so ängstlich zu sein. Ist die Eröffnung der Luftröhre nicht dringend, so mag man immerhin vor der Eröffnuug derselben jede Blutung zu stillen suchen. Droht indessen ein Kind in Agonie zu verfallen, so öffne man dreist ohne Verzug die Luftröhre; das wenige in dieselbe eintretende Blut bringt keinen so drohenden Nachtheil; bei hinreichendem Dilatiren der Trachea wird auch das Blut wieder ausgehustet, durch die erleichterte Respiration hört alsdann die Ueberfüllung der Halsgefässe auf und damit auch die Ursache der Blutung.

Noch hätte ich über diesen Punkt eine eigenthümliche Ansicht mitzutheilen. Recamier machte den Vorschlag, um das Einfliessen von Blut in die Luftwege zu verhüten, die beiden Akte der Operation durch einen längeren Zeitraum zu trennen. Zuerst Bloslegung der Luftröhre und dann, nachdem die Blutung aufgehört hat, also etwa am folgenden Tag, Eröffnung derselben. Dieser gute Rath bedarf wohl keiner weiteren Kritik, da, wie wir früher gesehen haben, die Tracheotomie sich als eine fast immer dringende Operation gezeigt hat, bei der oft das Leben von einigen Minuten abhängig ist.

Bloslegung der Luftröhre. Hat man die verschiedenen Fascien bis zur hinteren Muskelfascie durchdrungen, so dass man den inneren hinteren Rand des M. sternohyoideus zu Gesicht bekömmt, so legt man das Messer zur Seite und sucht nun mit zwei stumpfen Haken die Muskeln und die die Luftröhre bedeckenden Theile loszupräpariren und zur Seite zu schieben. Man nimmt in jede Hand einen Haken, arbeitet sich mit denselben allmählig in die Tiefe, präparirt die auf der Luftröhre liegenden Theile los und schiebt sie zur Seite, so dass dieselbe in entsprechender Ausdehnung, um einen erforderlich langen Trachealschnitt machen zu können, blosgelegt ist. Die Ausführung dieses Operationsaktes ist indessen oft nicht so leicht, und wir stossen dabei häufig auf Schwierigkeiten, welche als die bedeutendsten des ganzen Operationsverfahrens zu bezeichnen sind. Das Entfernen und Beiseiteschieben der Muskeln macht keine besonderen Beschwerden, allein die mannigfachen, oben schon erwähnten Veränderungen und Abnormitäten der Kropfdrüse sieht man oft sehr störend der Zugänglichkeit zur Trachea in den Weg treten. Die Kropfdrüse gerade ist es, welche die Tracheotomie eigentlich schwierig macht, und wenn Guersant dieselbe für so leicht hält, dass er sie mit einem Aderlass vergleicht, so können wir daraus nur schliessen, dass die Kinder in Paris viel kleinere Kropfdrüsen haben, als man bei uns beobachtet, und jene französischen Chirurgen also diese Schwierigkeiten gar nicht kennen. So lange der Mittellappen und Pyramidalfortsatz unbedeutend sind, ist die Operation relativ leicht. Man arbeitet die Drüse mit stumpfen Haken von der Trachea los, schiebt und hält dieselbe nach unten, um sich die

Trachea oberhalb derselben zugängig zu machen, wie dies in der Mehrzahl der unten aufgezählten Fälle auch geschehen ist. Je mehr jedoch das Mittelstück entwickelt ist, desto erschwerter ist der Zugang zur Luftröhre.

Unter manchen Umständen und bei nicht allzu bedeutender Entwickelung der Drüse kann es oft möglich und ganz vortheilhaft sein, sich mittelst eines Fadens die Kropfdrüse zu umschlingen, um dieselbe beliebig zurück zu ziehen, und die Trachea sich erforderlich blos zu legen. Ich habe diesen Weg einmal und zwar mit Vortheil einschlagen sehen. Man führt zu dem Ende um das ganze Mittelstück einen derben Faden vermittelst einer Aneurysmanadel, lässt denselben von einem Assistenten nach der gewünschten Richtung anziehen, und man vermag dann wohl oft seinen Zweck nach Wunsch zu erreichen. Selbstverständlich lässt sich eine bestimmte Indikation für dies Verfahren nicht angeben, sondern man muss dasselbe je nach dem speciellen Fall passend zu wählen wissen. Ist nun der Isthmus oder Processus pyramidalis der Art entwickelt, dass die ganze obere Luftröhre, Ringknorpel und noch mehr davon bedeckt wird; ist ferner der Zugang zur Luftröhre oberhalb der Drüse unmöglich, und die Umschlingung derselben nicht Vortheil versprechend, so stehen uns zur Bloslegung der Trachea zwei Wege offen, entweder wir dringen zwischen Kropfdrüse und Thymus auf dieselbe ein, oder wir durchschneiden die Kropfdrüse.

Die Methode zwischen Kropfdrüse und Thymus sich die Luftröhre aufzusuchen, ist, zumal bei Kindern mit kurzem dickem Hals eine sehr unangenehme, und zeitraubende Arbeit und bringt ausserdem noch gar manche Schwierigkeiten und Uebelstände mit sich. Vor Allem ist zu bemerken, dass die Luftröhre um so vertiefter liegt, je weiter unten man sie aufsucht, und dass sie bei diesem Verfahren fast nie so in der gewünschten Ausdehnung blosgelegt werden kann, als dies oberhalb der Kropfdrüse der Fall ist. Bei der Ausführung handelt es sich vorzugsweise um die Kropfdrüse und Thymus. Nach oben stossen wir auf die erstere, wobei man die verschiedenen nach unten verlaufenden Gefässe derselben, die mitunter stark angeschwollen, mit einander anastomosirend, häufig auch ein stark entwickeltes Venennetz darstellen, wohl zu beachten hat, um nicht etwa durch eine Verletzung derselben eine sehr unangenehme und gefahrdrohende Blutung hervorzurufen. Man muss dieselben sehr vorsichtig mit den stumpfen Haken zur Seite zu schieben suchen, keine grosse Gewalt anwenden, und wenn nöthig eine doppelte Unterbindung und Durchschneidung eines Gefässes vornehmen. Nach unten trifft man auf die Thymusdrüse, deren beide nach oben auslaufende Spitzen von einer Fascie eingehüllt sind, die fast nothwendig verletzt werden wird, selbst wenn man vorsichtig mit stumpfen Haken arbeitet. Hinter der Drüse hat man dann, um auf die Luftröhre zu kommen, noch die hintere Fascie zu trennen, die indessen oft, wie wir gesehen haben, bis weit hinter die Kropfdrüse hinaufragt. Ausser diesen Schwierigkeiten hat dies Verfahren auch noch manche andere Nachtheile. Mit der Verletzung der Thymusfascie entsteht oft sogleich ein Emphysem des die Drüse umgebenden Bindegewebes, welches einestheils die Operation erschweren kann, anderntheils aber die Kinder oft der Art entstellt, dass sie durchaus unkenntlich erscheinen, welcher Umstand in Bezug auf die Angehörigen zu berücksichtigen ist. Ausserdem kann derselbe aber auch Entzündungsreize verursachen, die unter Umständen von sehr nachtheiligen Folgen sein können. Vielleicht stehen die Abscesse des substernalen Bindegewebes, die man im *Hopital Eugénie* nach Tracheotomien beobachtet hat, mit solchem Emphysem im Zusammenhang. Endlich ist dann noch ein für die Tracheotomie sehr gewichtiger Umstand zu beachten, nämlich der sehr bedeutende Zeitverlust, welchen wir bei diesem Verfahren haben, denn gar manche Kinder starben schon den Erstickungstod bevor der Operateur die Trachea öffnen konnte. Die Fälle der Art sind allerdings nicht veröffentlicht, allein es ist mir durch Privatmittheilungen doch eine ziemliche Anzahl derselben bekannt. Wenn nun im Allgemeinen die geschilderten Erschwernisse bei diesem Verfahren sich nicht der Art bedeutend zeigen, was ja in einzelnen Fällen möglich ist, so kann man sich dieses Verfahrens immerhin einmal bedienen. Jedenfalls kann man diesen Weg erst einmal versuchsweise einschlagen; geht es, so beendet man auf diese Weise die Operation, zeigen sich aber die erschwerenden Complikationen, und dann besonders in dringenden Fällen, so ist das einfachste und zweckmässigste Verfahren sich mittelst

Durchschneidung der Kropfdrüse die Luftröhre bloszulegen. Prof. Roser hat früher mehrfach die Luftröhre zwischen Kropfdrüse und Thymus blosgelegt, und dabei alle Schattenseiten dieses Verfahrens wohl beachtet und erkannt. Er ist daher der Ansicht, in Fällen, wo der mittlere Lappen der Kropfdrüse zu stark entwickelt ist, dass er die Luftröhre ganz zudeckt, und ferner in Fällen, wo besonders die Zeit drängt, unverweilt die Kropfdrüse beiderseits zu unterbinden und dann zu durchschneiden. — Man hat sich vielfach gegen dies Verfahren ausgesprochen; ganz besonders aber widerräth Prof. Pitha die Durchschneidung der Kropfdrüse, und zwar aus folgenden Gründen. Es seien erstlich zu bedeutende und gefährliche Blutungen zu befürchten, und dann sei zweitens die Kropfdrüse ein zu vasculöses Organ, und daher durch Verletzung leicht zu Phlebitis, Verjauchnng und Gangrän disponirt. Es stützt sich indessen diese Ansicht Pitha's, wie er auch selbst zugesteht, durchaus nicht auf seine Erfahrungen, und es ist wohl anzunehmen, dass derselbe bei dieser Behauptung wohl krankhaft veränderte Drüsen im Auge gehabt haben mag, bei welchen allerdings solche Ausgänge eher vorkommen können. Allein bei gesunden Drüsen, wie sie doch bei croupkranken Kindern vorauszusetzen sind, wäre eine solche Degeneration nach Durchschneidung derselben noch zu beobachten, und daher mit weiterer Berücksichtigung der bis jetzt gemachten Erfahrungen über diesen Gegenstand durchaus kein Grund vorhanden mit der Durchschneidung der Kropfdrüse beim Luftröhrenschnitt allzu ängstlich zu sein. Das beste Verfahren ist wohl das, dass man eine Aneurysmanadel hinter der Drüse durchführt, und das Mittelstück dann rechts und links von der Mittellinie mit je einem starken Faden unterbindet. Die Fäden müssen dann gut zusammengeschnürt, und das Mittelstück ganz regelmässig in der Mitte durchschnitten werden, damit die Ligatur nicht abgleitet. Liegen die Ligaturen gehörig weit von einander und sind die beiden Fäden gut geschnürt, so kann man die Durchschneidung ohne jegliche Blutungsgefahr vornehmen, und es ist ein Abgleiten einer Ligatur weniger leicht zu erwarten. Gleitet indessen doch eine ab, so wird sogleich umstochen. Es hat dies Operationsverfahren ausser dem Zeitgewinn, noch besonders sowohl für den raschen Fortgang der Operation, als für die Nachbehandlung den Vortheil, dass die Luftröhre nunmehr vollkommen frei vorliegt. Ich habe bis jetzt viermal Gelegenheit gehabt und zwar immer mit dem erwünschten Erfolg, die Durchschneidung der Kropfdrüse zu beobachten. Bei einem Fall passirte es, dass eine kleine Nachblutung kam, und dass ferner der unterbundene Kropfdrüsentheil durch seine Nekrose einen ziemlichen Gestank verursachte. Beides ging indessen ohne allen nachtheiligen Einfluss für das Kind vorüber.

Eröffnung der Luftröhre. Bevor man zur Anlegung der Trachealwunde schreitet, sucht man sich nochmals durch das Gesicht und das Gefühl von der Lage der Theile zu überzeugen. Man putzt mit einem gestielten Schwämmchen fortwährend das Blut aus der Tiefe und erkennt dann an der Farbe die Luftröhre. Doch kann man sich hier auch täuschen, indem man wohl die tiefe Fascie der Thymus, die bekanntlich hinter der Kropfdrüse weit hinaufragen kann, für Luftröhre hält. Es muss daher auch das Gefühl noch zur Hand genommen werden. Man fühlt mit der Spitze des Zeigefingers nach, und erkennt dann leicht die Luftröhre an der Härte ihrer Ringe. Die verschiedenen Gewebe werden dann mit stumpfen Haken zur Seite gehalten, oder bei mangelnder Assistenz mit einem federnden Haken, mit dem man bei der Durchschneidung der Kropfdrüse ganz allein auskommt. Um nun die Trachealwunde gehörig ruhig und sicher anlegen zu können, muss man die Trachea etwas hervorziehen und ferner wegen der starken Auf- und Abwärtsbewegungen gehörig fixiren. Selbstverständlich erreichen wir dies mit jedem scharfen Haken, den man in die Luftröhre einsetzt. Doch ist es nicht nöthig speciell hierzu bestimmte scharfe Haken mit sich zu führen, indem wir uns mittelst des Nadelhalters und der Umstechungsnadel einen solchen leicht schaffen, und also in Nothfällen uns helfen können. Sehr bequem ist es aber, sich zu diesem Zweck des in Marburg gebräuchlichen Hakenzängchens zu bedienen. Mit einem solchen Instrumentchen fasst der Operateur die Luftröhre und zieht sie hervor, ein Assistent fasst auf der anderen Seite in derselben Weise, vorausgesetzt, dass man zwei solcher Zängchen hat, was indessen nicht nothwendig ist, und es kann alsdann die so fixirte Luftröhre zwischen den beiden Zängchen mit einem spitzen Messerchen ruhig und sicher geöffnet und sogleich die angelegte Wunde mittelst der Zängchen dilatirt werden. Man durchschneidet etwa 3 — 4 Luftröhrenringe, wohl auch den Ringknorpel, je nachdem es eben erforderlich ist, um eine grosse Oeffnung zu bekommen. Der blosse Einschnitt allein schafft noch keinen Nutzen, weil die Wundränder vermöge der Elasticität der Luftröhrenknorpel nicht klaffen, und den Luftzutritt zu den Lungen somit nicht zulassen; der Trachealschnitt muss daher künstlich offen erhalten werden, was wohl ganz gut mit zwei stumpfen Haken ausführbar ist. Haben wir aber mit Hakenzängchen operirt, so benutzt man dieselben, wie schon gesagt, zunächst auch als Dilatateurs und zwar so lange, bis die erste Expectoration vorüber ist und die Kinder etwas beruhigt sind. Alsdann legt man, noch vor dem Einführen der Canüle, in jeden Wundrand der Trachea eine

Fadenschlinge, was um so beschleunigter geschehen muss, je rascher das Einführen der Canüle wünschenswerth ist. Man legt dieselben mittelst einer Umstechungsnadel an, dreht die Fäden nach dem Einlegen etwas zusammen und schlägt sie dann um den Hals. Man hat auf diese Weise die Luftröhre ganz in seiner Gewalt; man kann die Trachealwunde leicht und bequem dilatiren und es können diese Schlingen mehrere Tage liegen bleiben, bis der Schnitt hinlänglich klafft, und sich zum Einführen der Canüle gehörig rund formirt hat. Es ist dies Verfahren bei der Nachbehandlung auf dem Lande ganz besonders vortheilhaft, denn man kann selbst bei ungenügender Assistenz ohne alle Schwierigkeiten das Wechseln der Canüle vornehmen. Prof. Roser hat bei den meisten seiner Tracheotomien sich dieser Fadenschlingen bedient, und nie einen nachtheiligen Einfluss derselben beobachtet. Ich habe dieselben bei allen von mir beobachteten Fällen anlegen sehen und besonders in Bezug auf die Zweckmässigkeit für die Nachbehandlung sehr vortheilhaft gefunden. Man lässt dieselben bis ungefähr zum 3. — 4. Tag nach der Operation liegen, weil der Wundkanal dann der Art formirt ist, dass sie entbehrlich sind.

Einführung der Canüle. Zur Herstellung einer künstlichen Respiration ist das Einführen einer Canüle erforderlich und es geschieht dies meist sogleich nach der Eröffnung der Trachea, sobald nur die Respiration einigermassen frei geworden ist. Dies ist aber erst dann der Fall, wenn die angesammelten Schleimmassen und Pseudomembranen aus der Trachea entfernt sind; wenn dies daher nicht durch spontanen Husten geschieht, so muss man mittelst des elastischen Catheters noch etwas nachhelfen und es gelingt dann oft, ganze Fetzen von Pseudomembranen mit Hülfe der Augen des Katheters zu entleeren. Gesetzt nun, man wäre im Augenblick nicht im Besitz einer Canüle, so könnte man selbst mit den oben erwähnten Fadenschlingen, wenigstens auf einige Zeit sich helfen, indem man mit denselben vorsichtig die Trachealwunde dilatirt erhält. Ausserdem aber muss man jeden röhrenförmigen Gegenstand zu benutzen und anzuwenden wissen; ein Katheterstück oder eine Federpose genügen vollkommen, um die Respiration bis zur Herbeischaffung einer gut construirten Canüle im Gang zu halten. Prof. Roser war bis jetzt einmal in der Lage, unvorbereitet und ohne Assistenz tracheotomiren zu müssen, wobei er sich auf einige Zeit einer schief abgeschnittenen Federpose bediente, die ohne den geringsten Nachtheil die Respiration so lange unterhielt, bis eine andere Canüle herbeigeschafft war. — Das Einführen der Canüle geschieht nun in der Weise, dass man dieselbe, während die Trachea mittelst der Fadenschlingen dilatirt wird, seitlich einzuführen beginnt, wodurch sie wegen des schiefen Durchschnitts keilartig und somit leichter in die Trachea eindringt. Man muss dann beim weiteren Einführen dieselbe wieder gerade dirigiren. Vor allen Dingen darf man bei diesem Akt keine Gewalt anwenden, sondern man lässt sich die Canüle wo möglich selbst den Weg suchen. Liegt sie in der Trachea, so wird sie mittelst eines Bandes um den Hals befestigt; der Kleine wird dann seinem Schlafe überlassen.

Eintretende Asphyxie während der Operation. Kein Ereignis während der Operation kann dieselbe so unangenehm und peinlich machen, als eine plötzlich eintretende Asphyxie. Es kann dies in jedem Zeitpunkt der Operation vorkommen; am häufigsten indessen wird man in dem Moment überrascht, wo man die blosgelegte Luftröhre zum Zweck ihrer Eröffnung fasst und fixirt, und ferner bei Kindern, die über das Stadium der Erstickungsangst hinaus waren. Im Allgemeinen muss man daher bei den Kindern, die schon lange gelitten, und bei denen der Process schon weit vorgeschritten sein mag, immer auf eine solche Unterbrechung gefasst sein. Man muss sich in solchen Fällen die Luftröhre möglichst bald auf die rascheste Weise zugängig zu machen suchen, um nöthigenfalls dieselbe rasch öffnen zu können, da nur durch ein rasches Oeffnen, und durch hinreichende Luftzufuhr zu den Lungen der gewünschte Zweck erreicht werden kann. In der Regel aber haben die Lungen nicht mehr die erforderliche Energie das Respirationsgeschäft im Gange zu halten und es ist daher die Prognose in solchen Fällen immer eine ungünstige. Ich habe mehrere Fälle beobachtet, bei denen gegen Ende der Operation eine Asphyxie eintrat. Die Luftröhren waren zugängig nnd konnten daher rasch geöffnet werden; doch war die Lungenfunktion schon so schwach, dass man zur Entfernung der in der Trachea angesammelten Massen und mitunter zur künstlichen Herstellung der Respiration sich eines elastischen Katheters bedienen musste. In einem Falle gelang es zwar, die Respiration wieder herzustellen, allein es wiederholten sich die asphyktischen Anfälle und das Kind starb nach etwa 18 Stunden. In einem anderen Falle war Alles erfolglos. Durch künstliche In- und Exspirationen wurde das Kind wohl noch zu einigen natürlichen Respirationen gebracht, allein unter hinzutretenden Krämpfen starb es auf dem Operationstisch.

Anmerkung. In letzterem Falle wurde mir die Sektion gestattet. Es waren besonders die Halsgefässe überaus stark ausgedehnt; die V. jugularis war etwa daumendick. Die Zungenschleimhaut war stark aufgelockert, der hintere Theil von lederartigem Ansehn, und mit stark hervorragenden Papillen. Die Mandeln waren vollkommen im Innern vereitert, so dass man sie durch Druck leicht entleeren konnte, und zeigten an ihrer Oberfläche mehrere gelbe Punkte. Die Stimmritze war stark gerunzelt; der Trachealschnitt war genau in der Mitte, und an der seitlichen Wand der Trachea nach rechts lag eine starke und breite Pseudomembran, die noch etwas über den Schnitt nach oben, und nach unten bis in den rechten Bronchus hinein reichte. Ausserdem ging der Process bis in die feinsten Bronchialverzweigungen; besonders rechts fanden sich noch kleinere Membranen und viel dünnflüssiger etwas tingirter Schleim. Auch fand sich eine ziemliche Anzahl pneumonischer Punkte, vorzugsweise im rechten oberen Lappen; links fand sich Nichts der Art.

Hat man nun ein Kind zu operiren, das noch nicht viel gelitten und noch ziemlich kräftig ist, so wird man wohl nicht so leicht der Gefahr einer eintretenden Agonie ausgesetzt sein und sollte wirklich in dem letzten Moment eine solche eintreten, so wird sie sofort mit der Eröffnung der Luftröhre beseitigt werden, und man wird in einem solchen Falle sich so recht vom wohlthuenden Effekt der Operation überzeugen können. — Sollte nun eine Asphyxie eintreten zur Zeit, wo die Luftröhre noch nicht zugängig ist, so bleibt oft nichts anderes übrig, als die Operation zu unterbrechen, um zu sehen, ob sich das Kind dabei erholt. Die starke Streckung des Halses während der Operation kann nämlich als Ursache einer solchen Agonie betrachtet werden und durch das Nachlassen derselben kann es gelingen, dass sich die Kinder wieder erholen. Ist dies indessen nicht der Fall, nimmt im Gegentheil die Asphyxie noch zu, so muss natürlich die Luftröhre ohne Verzug geöffnet, und die Oeffnung sogleich durch das Einlegen einer Canüle vor dem Bluteintritt geschützt werden. In den schlimmen Fällen versteht es sich von selbst, dass man lieber Blutung als Tod riskirt.

VII.

Nachbehandlung.

Bei der Nachbehandlung des Luftröhrenschnittes ist der Arzt vor allen Dingen verpflichtet, das operirte Kind einem sachverständigen Assistenten, oder wenn solches nicht möglich, wenigstens einem brauchbaren und verständigen Krankenwärter zur Ueberwachung zu überlassen. Diese Pflicht ist um so dringender geboten, je entfernter der Arzt und je schwieriger er in Nothfällen zu erreichen ist. Es können selbst nach glücklich überstandener Operation noch gar mannigfache Zufälle das Leben des Kindes in Gefahr bringen, aus der man es kaum entrissen zu haben glaubt. Neue Erstickungsgefahren, die durch Verstopfung der Canülen, Ansammlungen von Schleimmassen oder Membranen bedingt sind, kommen gar nicht selten vor und führen bei nachlässiger und sorgloser Ueberwachung nur gar zu leicht zum Tode. Durch eine sorgfältige und vorsichtige Behandlung des Kindes kann indessen jederzeit solchen gefahrdrohenden Zufällen entgegen getreten werden; es können dieselben in der Regel leicht beseitigt, und kann wie vorher durch die Operation, so durch eine gute Nachbehandlung das Leben des Kindes zum zweitenmal gerettet werden. Es hat daher diese wohl dieselben Ansprüche auf Wichtigkeit, wie die Operation selbst; sie erfordert eine ganz besondere Vorsicht und Aufmerksamkeit von Seiten des zur Ueberwachung aufgestellten Personals, und je gewissenhafter diesen Anforderungen entsprochen wird, um so weniger werden ungünstige Resultate auf Rechnung einer Vernachlässigung oder Verschuldung gebracht werden können.

Man unterscheidet bei der Nachbehandlung eine *allgemeine* (medicinische) und eine *örtliche* (chirurgische) Behandlung.

1. Allgemeine Nachbehandlung.

Bei der allgemeinen Nachbehandlung der Tracheotomie kommen folgende drei Punkte in Betracht; der Aufenthalt, die Medication und die Nahrung der Kinder.

Aufenthalt. Gleich nach der Operation ist Ruhe für das Kind das erste und dringendste Bedürfnis. Man sorge daher vorerst für ein ruhiges Krankenzimmer und halte jede Störung fern, wenn der kleine Patient, wie gewöhnlich. in einen erquickenden Schlaf verfällt. Es schlafen die Kinder oft schon, ehe sie ins Bett kommen, und es ist immer ein gutes Zeichen, wenn derselbe eintritt und lange andauert. Erfolgt nach der Operation keine völlige Remission, dauert die Unruhe bei dem Kinde fort, und tritt kein Schlaf ein, so sind wahrscheinlich die Lungen schon afficirt und es bietet in solchen Fällen die Operation wenig Aussicht auf Erfolg. — Ferner gibt die Gefahr einer Pneumonie Veranlassung, für einen bestimmten Aufenthalt tracheotomirter Kinder Sorge zu tragen. Es treten Pneumonien ziemlich häufig auf und fordern noch gar manches Opfer, weshalb es wohl wünschenswerth wäre, präservativ dagegen einschreiten zu können. Allein man ist über die Causa movens der Pneumonie verschiedener Ansicht und daher nicht im Stande, eine bestimmte prophylaktische Behandlung derselben anzugeben. Es widerstreiten sich besonders zwei Ansichten. Nach der einen Ansicht wird der in Bezug auf Qualität und Quantität veränderte Luftstrom als ursächliches Moment einer Pneumonie betrachtet, und dem zu Folge durch einen entsprechenden Aufenthalt demselben vorzubeugen gesucht. Es sollen die Kinder in einem Zimmer gehalten werden, dessen Temperatur nicht unter 16° R. beträgt; es sollen ferner in demselben mehrere mit warmem Wasser gefüllte Gefässe aufgestellt und dabei der Hals des Kindes mit einem Schleier umgeben sein, um auf diese Weise den Lungen eine feuchte und nicht zu kalte Luftzufuhr zu gestatten. Ein besonderer Vertreter dieser Ansicht ist Prof. Schuh. Dieser stützt seine Ansicht auf den Umstand, dass die Luft nach der Operation auf einem viel kürzeren Weg zu den Lungen dringe als vorher und dadurch dieselbe dem Druck einer grösseren Luftsäule ausgesetzt werde, und dass ferner die Qualität der Luft dadurch auch verändert sei. Auch in Frankreich ist man zum Theil dieser Ansicht. Gar viele Autoren urtheilen indessen ganz anders über diesen Punkt. Sie stellen die Pneumonie durchaus in keinen Zusammenhang mit der Operation; es hat nach ihrer Ansicht diese Affektion der Lungen meist schon vor dem operativen Eingriff bestanden und entwickelt sich erst nachher zu dem durch das ursächliche Moment bedingten Höhepunkt weiter aus. Nach der Ansicht des Prof. Pitha kann wohl die mühsame suffokative Respiration vor der Operation als die gewöhnliche Ursache einer Pneumonie betrachtet werden. Dass man die kalte Luft als Ursache anklagt, scheint ihm grundlos, indem seine Kranken in mässig erwärmten, gut gelüfteten Zimmern sich ganz wohl befanden, ohne im Geringsten von dem kalten Luftstrom nachtheilig afficirt worden zu sein. Dieser Ansicht ist auch Prof. Roser; er hält die bei Kehlkopfverletzungen und Tracheotomien vorkommenden Pneumonien theils für pyämische theils für croupöse. Es kann überhaupt nach seiner Ansicht durch Erkältung keine zymotische Krankheit, wie eben auch die Pneumonie gewöhnlich eine solche ist, bedingt werden, sondern höchstens eine catarrhalische Affektion. Es ist nun allerdings die Luft, die durch Mund und Nase zu den Lungen dringt, natürlicherweise feuchter und wärmer, als die durch die Canüle einströmende Luft, und es ist daher ganz naturgemäs dies physiologische Verhältnis nachzumachen, da die Zuführung einer feuchten, warmen Luft für jeden an den Respirationsorganen Leidenden wohlthuend einwirkt. Es hat daher dies Verfahren immer etwas für sich, dessen ungeachtet hält Prof. Roser die strenge Vorsicht, mit welcher man für dasselbe bedacht ist, für übertrieben. Er legt seine Patienten in ein mässig erwärmtes, gut gelüftetes Zimmer, ohne auf eine hohe Zimmertemperatur, oder auf künstliche Wasserdämpfe, oder auf künstliche Umhüllungen des Halses ein Gewicht zu legen. Auch scheut er sich durchaus nicht, tracheotomirte Kinder selbst im strengsten Winter stundenweit zu transportiren. So beobachtete ich im Winter vorigen Jahres zwei Fälle, wo die Kinder nach der Operation in

Kleider und warme Decken gehüllt drei Stunden weit in einem Wagen mitgenommen wurden, um im Hospital weiter geflegt und behandelt zu werden. Beide wurden trotz der kalten Jahreszeit auch nicht im Geringsten nachtheilig afficirt und konnten binnen ganz kurzer Zeit vollkommen geheilt entlassen werden.

Eine besondere Beachtung bei der Nachbehandlung verdient zweitens die allgemeine *Medication*. Es ist durchaus kein Grund vorhanden, nach der Operation jede anderweitige Behandlung zu unterlassen und den Verlauf des Processes ruhig abwarten zu wollen. Es hat die Operation, wie schon erwähnt, nur den Zweck, der atmosphärischen Luft einen künstlichen Zutritt zu den Lungen zu verschaffen; ist dies erreicht, so hat die Operation ihren Zweck erfüllt, und alles Weitere ist dann Sache der allgemeinen und örtlichen Nachbehandlung. Sei es nun, dass der Process im Weiterschreiten nach unten begriffen ist, oder dass derselbe sistirt, immer ist es rathsam, je nach den Symptomen mit den Mitteln, wie sie die Therapie vorschreibt, eine innere Cur fortzusetzen. Es sind hinlänglich Fälle bekannt, wo bei völligem Stillstand des Processes, bei gänzlich vernachlässigter innerer Behandlung nach mehrtägigem Wohlbefinden plötzlich neue Entzündungssymptome auftraten, neue Athmungsbeschwerden kamen, die immer mehr zunahmen, bis schliesslich der Tod eintrat. Es sind diese Zufälle bis zum 9. — 10. Tag zu befürchten und wir haben daher allen Grund, nach der Operation, so lange Entzündungssymptome vorhanden oder Entzündungen noch zu befürchten sind, das Darreichen der empfohlenen antiplastischen Mittel nicht zu unterlassen und eine etwa mühsame und beschwerliche Entfernung der Entzündungsprodukte durch expektorirende Mittel zu befördern. So nützlich und vortheilhaft auf der einen Seite das Darreichen zweckmässiger Arzneimittel ist, ebenso nachtheilig können auf der anderen Seite unpassende Arzneien wirken, wie die vielen tödlich geendeten, von Engländern mitgetheilten Fälle hinlänglich beweisen. Es ist daher durchaus nicht unwichtig und leicht, aus der grossen Menge der empfohlenen Mittel die richtigen zu wählen.

Die am meisten bei Croup gebräuchlichen, die Plasticität des Blutes vermindernden Arzneimittel sind Kali nitric., Natron. bicarbonic. und Calomel; die gebräuchlichsten expektorirenden Mittel sind Sulph. aurat. oder Ipecacuanha, die man oft auch, je nach Bedürfnis mit einem Antiplastikum zusammen verordnen kann. Ist nun der Croup von einer Pneumonie oder Bronchitis begleitet oder mit irgend einem anderen Leiden complicirt, so muss man stets denselben nach rationellen Grundsätzen entgegen treten; man muss alle Mittel, so weit es der Zustand zulässt, in Anwendung bringen, und es gelingt dann gar nicht selten, solche unangenehme Begleiter des Croup zu enfernen.

Ein nicht unwesentlicher Punkt ist ferner die *Nahrung*. Tracheotomirte Kinder bedürfen vor allen Dingen Stärkung und es ist daher ganz falsch, dieselben durch schwächende Verordnungen, wie Vesikatore, Blutentziehungen oder eine Entziehungskost noch mehr von Kräften zu bringen, als sie es schon sind. Die Praxis hat diese Ansicht hinlänglich bestätigt, und es ist daher den Kindern nach der Operation möglichst bald eine kräftige, leicht verdauliche Kost anzuordnen, um dieselben nicht an Entkräftung zu Grunde gehen zu lassen. Zum Trinken gebe man laue Milch mit Wasser, so viel sie trinken mögen, Haferschleim, Bouillon u. dgl. m., so weit es eben der Zustand der gastrischen Organe gestattet. Es essen und trinken die Kinder in der Regel nach der Operation gerne und auch ziemlich leicht, allein nicht selten kommt nach einigen Tagen ein eigenthümliches Phänomen zur Beobachtung. Es besteht dasselbe in der Schwierigkeit, Flüssigkeiten zu sich zu nehmen. Beim Trinken entsteht ein convulsivischer Husten, wobei die genossene Flüssigkeit theilweise in die Luftröhre dringt, und dann durch die Canüle oder durch die Mundöffnung wieder ausgehustet wird. Als Ursache dieses Uebelstandes glaubt Archambault die gestörte Zusammenwirkung der den Eingang des Larynx verschliessenden und der die eingenommene Nahrung in den Oesophagus dringenden Muskeln betrachten zu können. Diese Störung sei bedingt durch das längere Athmen auf künstlichem Wege, und er räth desshalb im Moment des Schluckens die Oeffnung der Canüle zu verschliessen, um auf diese Weise das Kind zu zwingen, gleichzeitig seinen Kehlkopf in Bewegung zu setzen. Wenn dies Manöver nun auch manchmal von Erfolg ist, so wird diese Ansicht dennoch durch den Umstand widerlegt, dass man schon mehrfach bei völlig freier Respiration durch den Mund und bei vollkommener Heilung der äusseren Wunde diese Erscheinung beobachtet hat. Als Ursache derselben ist einerseits eine Steifigkeit der Schlundmuskeln zu betrachten, in Folge entzündlicher oder seröser Infiltrationen nebst längerer Unthätigkeit, anderentheils aber eine Verdickung und Anschwellung des Kehldeckels, wodurch der Eingang in den Kehlkopf nicht vollständig geschlossen werden kann, so dass die Stimmritze für Flüssigkeiten gangbar ist, während sie für das Athmen doch nicht hinreichend Luft durchlässt. Es tritt dieser Zustand ganz allmählig ein, kann etwa 10 — 12 Tage dauern und schwindet dann wieder. Es kann ferner derselbe in verschiedenen Graden vorkommen, und mitunter so belästigend sein, dass die Kinder einen wahren Widerwillen gegen alles Essen und Trinken bekommen, und sich höchst ungern entschliessen, Nahrung zu sich zu nehmen. In solchen Fällen kann man dem Uebelstand dadurch abzuhelfen suchen, dass man jede flüssige Nahrung so viel wie möglich meidet, und sich nur auf festere Speisen beschränkt. Ist aber der Zustand nicht so sehr belästigend, so ist es wohl durchaus nicht immer nöthig, dagegen etwas zu thun, da der zuweilen verursachte Hustenreiz vielleicht ganz erwünscht kommt, um angesammelte Massen aus der Luftröhre auszuhusten.

2. Oertliche Nachbehandlung.

Dieselbe erstreckt sich bei einem tracheotomirten Kinde theils auf die Halswunde selbst, vorzüglich aber auf den künstlich hergestellten Respirationskanal. In letzterer Beziehung ist es Aufgabe des Arztes den von ihm hergestellten Weg die erforderliche Zeit hindurch frei und offen zu erhalten, und umfasst somit alle übelen Ereignisse, welche die Respiration beeinträchtigen können.

Gebrauch der Canülen. Nach vollendetem Luftröhrenschnitt muss der kleine Patient mit der grössten Vorsicht und Sorgfalt überwacht werden. Selbstverständlich verliert das Kind auf einige Zeit bis zur Verschliessung der Wunde seine Sprache, und es ist daher am besten, wenn Jemand unausgesetzt an seinem Bette sitzt, um einestheils aus den Geberden und den Mienen etwaige Bedürfnisse und Wünsche zu errathen und denselben abzuhelfen und anderntheils, um den durch die Canüle ausgehusteten Schleim aufputzen zu können. Bei jedem Hustenstoss muss man die herausgetriebenen Secrete mit einem Schwämmchen rasch auffangen, damit sie bei der nächsten Inspiration nicht wieder angezogen werden, in der Canüle hängen bleiben, eintrocknen, und so das Lumen derselben verengen. Man muss deshalb auch von Zeit zu Zeit ein feuchtes Federchen durch die Canüle führen, zuweilen auch einen Tropfen Wasser hineinfliessen lassen, um etwa eingetrocknete Schleimmassen zu erweichen und dünnflüssiger zu machen. Sollte indessen die Respiration aus der angegebenen Ursache beengt werden, und dies Verfahren den erwünschten Frfolg nicht haben, so kann am Ende jeder verständige Laie die innere Canüle herausnehmen, putzen und wieder einführen. Was nun die äussere Canüle anlangt, so verschiebt man in den ersten Tagen nach der Operation das Wechseln derselben so lange als möglich, falls nicht dringende Umstände ein früheres Zugreifen nöthig machen. Es spricht hierfür erstlich der Umstand, dass die Kinder besonders erregt werden, was nachtheilig sein könnte, und ferner, dass zuweilen in der ersten Zeit nach der Operation das Wechseln eine ziemlich schwierige und ohne Assistenz nicht gut ausführbare Arbeit ist. Man wechselt lieber erst vom 2.—3. Tage an. Von da an hat sich die ganze Wunde mehr zum Kanal formirt; hierdurch wird dann die Sache wesentlich erleichtert und ist weder für den Arzt noch für den Patienten sonderlich beschwerlich. Die beim Canülenwechsel nothwendigen Erfordernisse sind: ein elastischer Catheter, eine gereinigte zweite Canüle, oder wenn solche nicht da ist, ein in der Richtung der Canüle gebogener Draht, oder sonst etwas, mittelst dessen man ein Stückchen Baumwolle durch die eben herausgenommene Canüle hindurchstösst und auf diese Weise dieselbe rasch reinigt. Das Herausnehmen geht wohl leicht und verursacht in der Regel einen mässigen Hustenreiz und einen Auswurf der angesammelten Massen, so dass die Respiration dadurch wieder freier wird. Mit Hülfe des Catheters sucht man dieselbe dann wo nöthig noch freier zu machen, indem man ihn angefeuchtet mehrmals in die Trachea einführt und noch zurückgebliebene Massen damit auffängt und entfernt. Noch ist hier ein Punkt zu erwähnen, der den Arzt beim ersten Canülenwechsel sehr in Verlegenheit bringen kann. Es kann nämlich vorkommen, dass nach der Herausnahme der Canüle eine sofortige Erstickungsgefahr eintritt, deren Ursache nur darin liegt, dass eine zurückgeschobene Kropfdrüsenparthie nach dem Herausnehmen der Canüle sich vor die Trachealwunde legt und dieselbe verschliesst. Man muss in solchen Fällen sich sogleich durch einen stumpfen Haken den freien Weg zu sichern wissen. — Das Wiedereinführen der Canülen hat nun anfangs seine leicht erklärlichen Schwierigkeiten, die indessen mit Hülfe der erwähnten Fadenschlingen zu umgehen sind. Mittelst derselben hält man sich die Trachea dilatirt und führt dann die Canüle, vorher aber in

Wasser getaucht, auf die schon früher erwähnte Weise wieder ein. So sichert man sich den richtigen Weg und läuft nicht Gefahr, die Canüle an der Trachea vorbei ins Gewebe zu schieben, ein Fehler, der leicht gemacht werden kann und schon oft gemacht worden ist. Nach hinlänglich weiter Formirung des Wundkanals wechselt man je nach Bedürfnis alle 12—24 Stunden. Später kann es wohl noch häufiger geschehen, indem es dann zweckmässig ist, die Canüle in immer grösseren Pausen ganz wegzulassen. Es ist dies indessen immer mit einer gewissen Vorsicht vorzunehmen. Gar häufig zeigt die Wunde nach längerem Liegen der Canüle im Stadium der Narbencontraction eine so grosse Neigung zur Verengung, dass schon binnen ganz kurzer Zeit, z. B. nach einigen Stunden, das Wiedereinführen der Canüle unmöglich wird, und man im Falle einer Respirationsbeschwerde genöthigt werden könnte, das Wiedereinführen der Röhre gewaltsam zu erzwingen, ein Eingriff, der die Wunde sehr reizen und die Kinder in unangenehmer Weise afficiren würde. Man soll daher Anfangs die Canüle nie zu lange entfernen, sondern nur auf ganz kurze Zeit, etwa eine Stunde, und dann immer etwas länger, bis zur vollständigen Weglassung.

Weglassung der Canüle. Ein genauer Zeitpunkt lässt sich hierüber nicht angeben, da die längere oder kürzere Zeit des Gebrauchs der Canüle lediglich vom Verlauf der Krankheit abhängt. Bisweilen kann man die Canüle schon nach mehreren Tagen entfernen, so in einem Fall nach 3 Tagen; in anderen Fällen dagegen ist dies erst nach Wochen möglich, so dass sich durchaus keine bestimmte Regel darüber aufstellen und sich der richtige Zeitpunkt nur nach dem speciellen Falle ermessen lässt. Im Durchschnitt kann man annehmen, dass die Röhre zwischen 8 und 14 Tagen liegen bleiben muss. In Fällen, wo erst nach Wochen die Entfernung der Röhre möglich ist, müssen wohl die zu langsame Rückbildung einer bedeutenden

Schwellung der Schleimhaut und des submucösen Zellgewebes im Kehlkopf oder eine narbige Verengung der Stimmritze als Ursache betrachtet werden.

Anmerkung. Im verflossenen Winter hatte ich Gelegenheit, einen Fall zu beobachten, bei welchem erst nach ungefähr 8 Wochen die vollständige Weglassung der Canüle riskirt werden konnte. Es war ein dreijähriger Knabe, der noch nicht sprechen konnte, und bei welchem nach etwa 10 Tagen die Canüle wegzulassen versucht wurde. Es traten aber darauf wiederum Beschwerden ein, und zwar der Art, dass das Kind gewiss gestorben wäre, wenn nicht durch Einlegen der Canüle die Respiration wieder erleichtert worden wäre. Die Wundöffnug war sehr klein, so dass das Kind, wenn es ohne Canüle war, vorzugsweise durch den Kehlkopf athmen musste. Als das Wahrscheinlichste war wohl anzunehmen, dass durch Schleimhautschwellung eine Verengung der Stimmritze entstanden war und die Ursachen der Beschwerden abgab. Man versuchte den Tag über die Canüle zu entfernen, doch war die Respiration dann immer etwas erschwert, rauh und sägend, dass sie für die Nacht wieder eingelegt werden musste. Dazu kam dann noch die jedesmalige Verengung der Wundöffnung, weshalb es zweckmässiger erschien die Canüle nicht zu viel und zu lange zu entfernen. Man nahm für diesen Fall eine sehr schmale Nachbehandlungscanüle, mit recht langen Oeffnungen. Diese wurde eingeführt, die Oeffnung vorn mit einem Heftpflaster verklebt, so dass das Kind durch den Kehlkopf athmen musste, und so gelang es denn endlich, den Kehlkopf der Art wegsam zu machen, dass man die Canüle ganz entfernen und das Kind mit gutem Gewissen als geheilt entlassen konnte.

Der Zustand des Kehlkopfs ist der Hauptanhaltspunkt und das Versuchen über die Wegsamkeit desselben daher der sicherste Wegweiser für das Entfernen der Canüle. Man hält zu dem Ende die Wunde am besten mit einem feuchten Läppchen oder Schwämmchen zu und erkennt dann aus dem Ton der Stimme oder Sprache oder dem Husten, ob genügender Raum zur freien Respiration vorhanden ist. Anfangs macht das Athmen durch den Kehlkopf allerdings immer etwas Schwierigkeiten, da erstlich die Muskeln durch ihre längere Unthätigkeit nicht recht agiren wollen, und zweitens der Larynx durch leicht adhärirende Membranen oder Schwellung der Ligamente noch etwas beengt sein kann. Doch schwinden diese Beschwerden gar bald und es muss dies Phänomen wohl gekannt sein, um dadurch nicht in Verlegenheit gesetzt zu werden. Am sichersten ist es dann das Weglassen der Canüle erst den Tag über zu versuchen und dabei den Zustand des Kindes zu beobachten. Erscheint derselbe dabei nicht befriedigend, ist namentlich die Respiration rauh und erschwert, so lege man sie für die Nacht wieder ein, und wiederhole dann den Versuch am folgenden Tage wieder, und dann so lange, bis das Kind ohne Canüle ruhig und frei athmet. Man versuche es dann auch des Nachts, und hat das Kind erst einmal des Nachts ohne Canüle geschlafen, und sich ausserdem wohl gezeigt, so ist nichts mehr zu befürchten, man kann die Canüle ganz entfernen und die Wunde ihrer Heilung überlassen.

Erosionen und Geschwürbildung in der Trachea. Es ist mehrfach vorgekommen, aber nicht genügend zur allgemeinen Kenntnis gelangt, dass in Folge entstandener Erosionen oder Geschwüre der Trachealwandungen Kinder zu Grunde gegangen sind. Nach einer Mittheilung von Roger, Arzt am Hôp. des Enfants sollen solche Affectionen der Trachea ziemlich häufig vorkommen, aber besonders mit dem Charakter der Croupepidemien in Zusammenhang stehen. Aehnlich wie bei schweren Fieberkranken leicht ein Decubitus entsteht, ebenso erklären sich wohl unter Einwirkung mechanischer Momente die Trachealaffectionen bei diphtheritischen Epidemien. Dieselben bestehen aus oberflächlichen Erosionen und eigentlichen Ulcerationen der Schleimhaut, welche stufenweise sich fortentwickeln und nach vollständiger Zerstörung aller Theile die Luftröhre sogar perforiren können. Der Sitz dieser pathologischen Veränderungen ist vorzugsweise die vordere Wand der Trachea an den Stellen, welche der Konkavität und dem unteren Rande der Canüle entsprechen; seltener finden sie sich auf der hinteren Wand, zuweilen auf beiden gleichzeitig. Das häufigere Vorkommen da, wo am meisten Reibung und Druck der Canüle stattfindet, beweist, dass die hauptsächlichste Ursache in dem mechanischen Momente des Drucks und der Reibung liegt, welches durch die Canüle verursacht wird. Dasselbe beweisen uns ebenfalls auch die Resultate der Versuche, welche Trousseau und Bouley über die Tubage des Larynx an Hunden angestellt haben, nach welchen sich sehr rasch durch das Verweilen der Röhre ganz ähnliche Geschwüre gebildet hatten. Dass diese Erscheinungen aber auch mit dem Charakter der Epidemien zusammenhängen, beweisen die statistischen Nachrichten. So beobachtete man in Paris in dem ersten Quartal 1859 unter 63 Croupkranken, welche nach der Operation gestorben waren, 13mal diese pathologischen Veränderungen, welche Zahl mehr als das Dreifache betrug, der im ganzen Jahr 1858 beobachteten Verschwärungen. — Die Symptome, die im Leben auf das Vorhandensein von Trachealgeschwüren schliessen lassen, sind ungefähr folgende: zeitweiliger Schmerz im vorderen Theil des Halses, Schmerzäusserung beim Schlucken, daher Zurückweisung jeder Nahrung; schwarzer Beleg von Schwefelsilber an der äusseren Canüle; übeler Geruch des Athems und des Auswurfs, bisweilen blutige Expektoration, dann besonders aber der schlechte diphtheritische Zustand der Wunde. Die Prognose ist nicht ohne Bedenken. Es können allerdings solche Geschwüre unter günstigen Verhältnissen auch wieder zur Heilung kommen; doch wird in der Regel der Zustand der Kinder durch das Fieber und die Eiterung bedeutend verschlimmert, und die ohnehin gefährdete Lage der Operirten prognostisch noch schlechter gestellt. Die unangenehmsten Erscheinungen sind die in Folge solcher Affectionen eintretenden Hämorrhagien. In Marburg beobachtete man bis jetzt Nichts von derartigen pathologischen Veränderungen. Nur in einigen wenigen Fällen kamen ganz oberflächliche Erosionen vor; ich selbst hatte Gelegenheit bei einigen Sektionen solche Erosionen zu sehen, die aber gewiss nicht als die Todesursachen zu betrachten waren. Dagegen sind mir privatim noch mehrere Fälle bekannt geworden, wo in Folge entstandener innerer Blutungen die Kinder zu Grunde gegangen schienen, und wo man wohl allen Grund hatte, die Blutung aus einem Wundsein der Trachealschleimhaut zu erklären. — Wir können bei solchen Affectionen nur prophylaktisch handeln, und zwar mittelst Beseitigung der durch die Canüle verursachten mechanischen Momente. Von Frankreich aus empfiehlt man zu dem Ende eine Röhre, die mit der äusseren Platte beweglich verbunden ist (Canüle von Luër), so dass der in der Trachea befindliche Theil allen Bewegungen nachgeben kann. Die Hauptsache ist vor Allem eine richtige Biegung der Canüle und eine zweckmässige Construction des unteren Endes derselben. Die eben beschriebene Nachbehandlungskanüle entspricht in jeder Beziehung diesen Anforderungen. Die Biegung ist der Art, dass die Röhre bei gleichzeitig entsprechend gewähltem Kaliber, ganz frei in die Trachea hineinragt, ohne irgendwo zu drücken, und ferner ist das Ende vollkommen abgerundet, nicht kantig, so dass ein Druck oder Reibung dadurch weniger möglich ist. Prof. Roser benutzt diese Canüle schon seit längerer Zeit, und hat damit stets, ohne dass das Instrument irgend einen Nachtheil oder eine Inkonvenienz darbot, den gewünschten Erfolg erzielt.

Nachblutung. Die während der Nachbehandlung eintretenden Blutungen können mancherlei Quellen haben und je nach diesen sehr bedeutende Gefahren hervorrufen. Wir haben bei jeder Blutung unser Augenmerk vor Allem auf die Art und auf die Quelle derselben zu richten, und es wird oft schwierig, ja unmöglich, letztere aufzufinden, da diese häufig im Inneren ihren Sitz hat. Kommt eine Blutung von der äusseren Wunde oder von der verletzten Kropfdrüse, oder von unvorsichtigem Abreisen einer Ligatur, so kann man theils durch Sicherung des blutenden Gefässes die Blutung stillen, theils durch Einführen der Canüle jedes Bluteindringen in die Trachea verhüten. Kommt sie dagegen aus dem Inneren der Trachea, so fehlt uns jede nähere Einsicht, und unser Eingreifen muss dann nur darauf gerichtet sein, die Luftröhre möglichst frei zu erhalten. Wie schon oben erwähnt, liegt die Gefahr der Blutungen im Bluteindringen in die Luftröhre, Gerinnung des Blutes und dadurch verursachter Erstickungsgefahr. Wir müssen daher neben dem Aufsuchen der Quelle der Blutung, ganz besonders hierauf unsere Aufmerksamkeit lenken und dies zunächst als die Hauptsache betrachten. Sind die Blutungen unbedeutend, wie ich mehrere gesehen habe, so putzt man rasch mit Schwämmen das ausgehustete Blut auf, macht mittelst des elastischen Catheters die Luftröhre möglichst frei, führt dann die Canüle ein, und es gelingt dann in der Regel dieselbe zu stillen, zumal wenn die Quelle derselben ausserhalb der Trachea gelegen ist. Werden wir aber von einer stärkeren, gefahrdrohenden Blutung überrascht, die vielleicht ihren Sitz in der Trachea hat, und erreichen auf die eben geschilderte Weise keinen Stillstand derselben, so suche man unverzüglich das in die Luftröhre gedrungene Blut durch Aussaugen zu entfernen. Noch ist für solche Zufälle ein eigenthümliches Verfahren von Dujardin mitgetheilt. Dieser, bewogen durch einen Fall, den uns die Gaz. des Hôp mittheilt, wonach ein Arzt durch das Aussaugen der Wunde sich den Tod zugezogen hat, konnte sich nicht wieder zu diesem Verfahren entschliessen. Er machte folgenden Vorschlag: man lege die Lippen an die äussere Oeffnung der Canüle, blase durch dieselbe Luft in die Lungen ein und drücke dann diese durch die Compression der Brust wieder aus, um eine künstliche Exspiration hervorzubringen. Nach mehrmaligem Wiederholen dieses Manövers soll dann ein eigentliches Athmen eintreten, und das angesammelte Blut durch einige Hustenstösse zur Canüle herausgeworfen werden. Es erscheint dies Verfahren wohl etwas unsicher, und wenn auch das Aussaugen der Wunde für manchen Arzt allerdings eine unangenehme Aufgabe sein mag, so kann man doch eher etwas Heilbringendes davon hoffen und erwarten, als von dem Verfahren von Dujardin. Beispiele, wo durch das Aussaugen des Blutes das Leben erhalten wurde, sind ja zahlreich vorhanden.

Die *Respirationsbeschwerden*, die während der Nachbehandlung vorkommen, werden vorzugsweise durch Ansammlungen von Secreten bedingt, und beruhen entweder auf einer Verstopfung der Canüle oder des unterhalb der Canüle befindlichen Athmungsrohres. Eine Verstopfung der Canüle kann nun wiederum mancherlei Ursachen haben. Es können 1) Membranen, 2) Schleimgerinnung und 3) Schleimvertrocknung die Ursache solcher Respirationsbeschwerden sein, und da der Croup in der Regel noch eine bedeutende Blennorhoe im Gefolge hat, so kann, trotz aller Präservative, das Verstopfen der Canüle nur zu leicht vorkommen und oft gar nicht vermieden werden. Wir müssen daher ununterbrochen unsere Patienten im Auge behalten, um eintretende Beschwerden beseitigen zu können, und neue Gefahren nicht wieder aufkommen zu lassen. Unser Einschreiten richtet sich lediglich nach der Intensität der Beschwerden. Bei mässigem Grade der Respirationserschwerung sucht man durch das tiefe Einführen eines Taubenfederchens einen Hustenreiz hervorzubringen, wodurch es häufig gelingt, dass angesammelte Massen ausgehustet werden. Wird die Respiration dadurch nicht frei, so kann ferner die Ursache in einer Schleim-Vertrocknung oder Gerinnung liegen, und wir erreichen dann vielleicht mittelst Herausnahme der inneren Canüle unseren Zweck. Gesetzt nun, wir wären in einem späteren Stadium der Nachbehandlung, und hätten nur eine einfache Nachbehandlungscanüle, so müsste selbstverständlich diese herausgenommen und mittelst Einführung einer gereinigten die Respiration wieder frei gemacht werden. Erreichen wir nun auch hiermit unseren Zweck nicht, dauern die Beschwerden noch fort, so liegt die Ursache wohl ausserhalb der Canüle, und sind dann zunächst zwei Möglichkeiten vorhanden, entweder liegt das Hindernis unterhalb der Canüle in der Trachea oder noch weiter unten in den Bronchien. Im ersten Falle kann dasselbe bedingt sein, und es kommt dies ziemlich häufig vor, durch angesammelte, geronnene zähe Schleimmassen, und ferner durch theilweise abgestossene Membranen, die sich gegen die Oeffnung der Canüle anlegen und bei der Exspiration dieselbe klappenartig verschliessen, so dass sehr bedeutende Gefahren daraus erwachsen können, wenn nicht baldige Abhülfe dieselben beseitigt. Ich habe einige Fälle der Art beobachtet, die jedoch meistens durch rasche Hülfe keine weiteren übelen Folgen hatten. In einem Falle musste das Kind unterliegen, ehe noch Hülfe herbei kommen konnte; in einem anderen Falle hatte ich Gelegenheit noch rechtzeitig abhelfen zu können. Das Kind bekam plötzliche Athembeschwerden, während es vorher ganz gut ging; man schickte sogleich zu mir, da ich an Ort und Stelle war, und bis ich hinzukam, etwa nach 10 Minuten, traf ich das Kind schon in der bedeutendsten Erstickungsgefahr. Man hörte bei der Exspiration das ventilartige Anlegen einer Pseudomembran an die untere Canülenöffnung. Ich entfernte sogleich auf die unten zu besprechende Weise das Hindernis und stellte die Respiration in ihrer vollkommenen Freiheit wieder her.

In solchen Fällen reicht man mit dem Federchen und der Herausnahme der Canüle nicht allein aus. Mit der Entfernung der Canüle ist allerdings bei einer etwaigen klappenartigen Anlegung einer Membran die Erstickungsgefahr zunächst beseitigt, allein mit dem Einführen derselben würde sie auch wiederkommen. Es müssen daher die in der Tiefe befindlichen Massen entfernt werden, was in der Regel wiederum mit Hülfe des elastischen Catheters leicht zu bewerkstelligen ist. Man taucht denselben zuerst in Wasser, führt ihn dann in die Luftröhre ein, bei einer Exspiration führt man ihn wieder zurück, und fängt auf diese Weise mit den Augen des Catheters die angesammelten zähen Massen nebst den losgestossenen Pseudomembranen. Wiederholt man dies Verfahren mehrmals, so wird die Respiration wieder frei und die Kinder erholen sich. Bleiben nun alle diese Versuche, die eingetretenen Respirationsbeschwerden zu beseitigen, fruchtlos, nehmen die Beschwerden zu, so liegt die Ursache derselben wohl tiefer; wir haben es dann wahrscheinlich mit einer fortschreitenden Bronchitis crouposa zu thun, wobei die Aussichten immer sehr ungünstig und unsere Bemühungen in der Regel vergeblich sind.

Was die *Wunde* anlangt, so hat man sich vor Allem zum Grundsatz zu machen, bei etwas gross gewordener Hautwunde niemals eine Naht anzulegen. Bei der doch nicht zu meidenden Eiterung der Wunde ist an eine primäre Verheilung nicht zu denken, und die Praxis hat vielfach gezeigt, dass Suturen niemals einen Vortheil, wohl aber nachtheiligen Einfluss hatten. Die Stichwunden bilden in der Regel den Sitz von Eiterungen, geben Anlass zu Entzündungen, die sich oft weiter ausbreiten und sogar zu einem ausgedehnten Erysipel entwickeln können, was für den Patienten nur äusserst nachtheilig und bedenklich werden kann. — Im Allgemeinen erfordert die Wunde keine besondere Behandlung. Gleich bei der Operation legt man ein nasses Läppchen auf und ersetzt dasselbe vom 3. — 4. Tage an am besten durch einen Heftpflasterstreifen, welchen man täglich erneuert. Die Hauptsache ist, die Wunde rein zu halten und stets die aus der Canüle ausfliessenden Massen zu entfernen. Das Unangenehmste, was nach der Operation die Wunde bringen könnte, wäre eine diphtheritische oder ulcerirende Entzündung derselben. Dieselbe modificirt die Krankheit sehr bedeutend und kann die Heilung wochenlang verzögern. Sie kündigt sich durch eine leichte Schwellung und Röthe der Wundränder an; die Wunde kann dabei noch rein aussehen; am nächsten Tage aber schon wird sie von einem schmutzig grauen Ueberzug bedeckt und sondert ein dünnes Secret ab. Die Wundränder schwellen und röthen sich immer mehr, und es kann sich die roseartige Entzündung derselben über einen grossen Theil des Halses und der Brust erstrecken. Unsere Aufgabe ist es, dabei die Wundfläche möglichst bald umzustimmen, zu welchem Ende man dieselbe nach dem Rath von Trousseau mit lapis infernalis in Substanz oder Lösung gehörig touchiren soll. In den hier vorgekommenen Fällen ist dieser Rath nicht befolgt, sondern nur Bleiwasserüberschläge angeordnet worden. Die Wunden besserten sich bald bei diesem Verfahren. Solche Modifikationen kommen indessen bei uns ziemlich selten vor, und es haben die Wunden in der Regel eine reine Granulationsfläche, die wohl einen etwas zu fungösen Charakter annehmen kann, dem man indessen durch Bestreichen mit dem Höllensteinstift leicht abzuhelfen vermag. Hat man die Canüle endlich entfernt, so bedeckt man die Wunde mit einem Ceratläppchen und umbindet den Hals cravattenartig mit einem breiten Tuch. Die Tendenz zur Heilung ist dann in der Regel so stark, dass die Wunde schon binnen einigen Tagen vollends geschlossen ist.

Die *Narbencontraction*, die man gewöhnlich in der dritten oder vierten Woche eintreten sieht, findet gerade am Halse günstige Bedingungen. Dieselbe ist nämlich da am auffallendsten, wo die Haut recht verschiebbar ist; es ist alsdann der Natur leicht gemacht, die blosliegende Stelle durch herbeigezogene Haut zu bedecken, so dass sich wenig oder gar keine neue Haut zu formiren brauch; Bedingungen, die am Halse vorzugsweise vorhanden sind, und woraus uns nur die rasche Heilung der Halswunden erklärlich wird. Es ist aber in Betreff der Vernarbung hier noch ein Punkt zu erwähnen. Die Verschrumpfung erfolgt häufig in einseitiger Art, in einer einzigen Richtung, so z. B. nur in der Längsrichtung, anstatt nach allen Seiten. So beobachtet man am Halse mancher tracheotomirter Kinder eine fast nur in der Längsrichtung eintretende Narbencontraction. Die Halswunden klaffen in die Quere, verkürzen sich immer mehr, und am Ende sieht man die beiden ehemaligen Winkel aneinander gerückt und mit einander vereinigt. Eine vollständige Erklärung dieses Faktums, dass nicht auch in querer Richtung eine Narbencontraction Statt findet, während doch die Haut in der Quere ebenfalls viel Verschiebbarkeit besitzt, lässt sich wohl nicht geben. Nach einer von Prof. Roser ausgesprochenen Vermuthung wirkt die Narbenzusammenziehung vorzugsweise in der Richtung, in welcher die einander verwandten Gewebstheile gegen einander gebracht werden; sie wirkt also nach dem Gesetz der gleichartigen Bildung. — Die nach dem Luftröhrenschnitt zurückbleibenden Narben sind in der Regel nicht beträchtlich, und erscheinen mit den Jahren, wie ich bei den Kindern, die schon lange operirt sind, beobachtet habe, mehr ausgeglättet und unbedeutend, was bis zum vollendeten Wachsthum wohl noch mehr der Fall sein wird.

Tabelle

der vom Jahr 1854 an von Prof. Roser bei Croup vorgenommenen Tracheotomien.

	Name.	*Heimath.*	*Alter.*	*Operation.*	*Ausgang.*	*Mitbehandelnde Aerzte.*
1.	Heinrich S.	Marburg.	1 Jahr 9 Mon.	18. Jan. 54.	Genesung.	Dr. Justi z. Marburg.
2.	Heinrich L.	Marburg.	7 „ 3 „	im Jan. 54.	Tod.	Dr. Günste z. Marburg.
3.	Louise W.	Marburg.	1 „ 9 „	26. Febr. 54.	Tod.	Dr. Rockwitz z. Marburg.
4.	Gertrude K.	Marburg.	3 „ 3 „	1. April 54.	Tod.	Dr. Grebe z. Marburg.
5.	Mathilde H.	Marburg.	4 „ 5 „	4. April 54.	Genesung.	Dr. Grebe z. Marburg.
6.	Fr. Wilh. S.	Marburg.	3 „ 11 „	16. April 54.	Tod.	Prf. Hüter u. Dr. Eichelberg.
7.	Paul Z.	Marburg.	5 „ — „	3. Juni 54.	Tod.	Dr. Justi z. Marburg.
8.	Otto Z.	Marburg.	3 „ 10 „	23. Juni 54.	Tod.	Dr. Justi z. Marburg.
9.	Wilhelm L.	Marburg.	3 „ 1 „	27. Oct. 54.	Tod.	Prof. Falk z. Marburg.
10.	Margarethe N.	Schönstadt.	4 „ 5 „	11. März 55.	Tod.	Dr. Justi z. Marburg.
11.	Cäcilie P.	Marburg.	2 „ 8 „	30. Juli 55.	Genesung.	Dr. Stadler z. Marburg.
12.	Christoph H.	Marburg.	5 „ 5 „	23. Jan. 56.	Tod.	Prf. Hüter u. Dr. Grebe z. M.
13.	Helene St.	Cappel.	1 „ 8 „	im Juni 56.	Genesung.	Dr. Clemen z. Marburg.
14.	Daniel G.	Marburg.	2 „ 6 „	15. Juli 56.	Genesung.	Dr. Clemen z. Marburg.
15.	Caroline H.	Marburg.	3 „ 1 „	Aug. 56.	Genesung.	Dr. Grebe z. Marburg.
16.	Louis B.	Josbach.	2 „ 2 „	15. Oct. 57.	Tod.	Dr. Clemen z. Marburg.
17.	Carl H.	Marburg.	5 „ 6 „	5. Feb. 58.	Genesung.	Prof. Falck z. Marburg.
18.	Natalie H.	Frankenberg.	3 „ 3 „	21. Juni 58.	Genesung.	Dr. Führer z. Frankenberg.
19.	Johannes St.	Fronhausen.	2 „ 8 „	1. Sept. 58.	Genesung.	Dr. Weiler z. Fronhausen.

	Name.	Heimath.	Alter.	Operation.	Ausgang.	Mitbehandelnde Aerzte.
20.	Conrad E.	Roth.	4 Jahr 8 Mon.	17. Nov. 58.	Genesung.	Dr. Weiler z. Fronhausen.
21.	E. Rauch.	Wittelsberg.	6 „ 3 „	28. Nov. 58.	Tod.	Dr. Stadler z. Marburg.
22.	Philipp W.	Hachborn.	7 „ 1 „	25. Sept. 59.	Tod.	Dr. Weiler z. Fronhausen.
23.	Nannchen W.	Nordeck.	2 „ 7 „	7. Nov. 59.	Genesung.	Dr. Trautmann.
24.	Jacob C.	Gisselberg.	2 „ 4 „	12. Nov. 59.	Tod.	Dr. Justi z. Marburg.
25.	Conrad G.	Fronhausen.	6 „ 6 „	7. Dec. 59.	Tod.	Dr. Weiler z. Fronhausen.
26.	Nicolaus N,	Beltershausen.	5 „ 9 „	9. Dec. 59.	Genesung.	Dr. Horstmann z. Marburg.
27.	Jacob B.	Ilschhausen.	1 „ 11 „	8. Jan. 60.	Genesung.	Dr. Birnbaum z. Londorf.
28.	Otto M.	Kirchhain.	4 „ — „	23. Feb. 60.	Genesung.	Dr. Rehm z. Kirchhain.
29.	Heinrich C.	Marburg.	2 „ 3 „	6. März 60.	Tod.	Dr. V. Hüter z. Marburg.
30.	Elisabethe S.	Rossberg.	3 „ 8 „	12. März 60.	Tod.	Dr. Brandau z. Marburg.
31.	Amalie M.	Kirchhain.	8 „ 3 „	22. März 60.	Tod.	Dr. Rehm z. Kirchhain.
32.	Gotthardt H.	Hachborn.	4 „ 3 „	7. Mai 60.	Genesung.	Dr. Mannel z. Marburg.
33.	Catharine S.	Lollar.	3 „ — „	Mai 60.	Tod.	Dr. Mannel z. Marburg.
34.	Louise B.	Roth.	4 „ — „	7. Sept. 60.	Tod.	Dr. Mannel z. Marburg.
35.	Catharine S.	Marbach.	2 „ 7 „	4. Nov. 60.	Tod.	Dr. Heusinger z. Marburg.
36.	Elise D.	Marburg.	4 „ 6 „	25. Nov. 60.	Genesung.	Prof. Falck z. Marburg.
37.	Wilhelm S.	Erfurtshausen.	2 „ 10 „	6. Jan. 61.	Genesung.	Dr. Mannel z. Marburg.
38.	Johannes S.	Dreihausen.	2 „ 8 „	15. Jan. 61.	Tod.	Dr. Vogt z. Allendorf.
39.	Heinrich K.	Deckebach.	1 „ 6 „	10. März 61.	Tod.	— — —
40.	Abel H.	Wahlen.	4 „ 2 „	15. April 61.	Genesung.	Dr. Paul z. Neustadt.
41.	Gustav S.	Schweinsberg.	4 „ — „	16. April 61.	Genesung.	Dr. Rehm z. Kirchhain.
42.	P. Franz R.	Erfurtshausen.	2 „ 6 „	21. April 61.	Tod.	Dr. Mannel z. Marburg.

Bemerkungen zu der vorstehenden Tabelle.

Die Tabelle ergibt 19 Fälle von Genesung auf 23 Todesfälle. Unter den Letzteren sind aber mehrere als zufällig zu betrachten, und je nachdem man es rechnet, würde das Resultat sich günstiger darstellen. Bei Nr. 22 u. 24 trat der Tod plötzlich ein, allem Anscheine nach durch Verstopfung der Canüle vermöge eines Fehlers in der Verpflegung. Bei Nr. 3 war der Tod, wenigstens aller Wahrscheinlichkeit nach, durch Eindringen von Blut in die Luftröhre nach dem Abgleiten einer Venenligatur eingetreten. In diesen 3 Fällen also waren Todesursachen, die man künftig wird vermeiden lernen. Bei Nr. 25 trat der Tod am 15. Tage ein; der croupöse Process war gänzlich verlaufen, der Kranke galt für gerettet, fast für gesund und die Canüle war weggelassen; da trat eine acute linksseitige Pneumonie ein, die den Kranken dahin raffte. Bei Nr. 38 erfolgte der Tod in der dritten Woche, ebenfalls nach Ablauf des croupösen Processes, wie es schien im Zusammenhang mit einer starken Albuminurie. Bei Nr. 16, 29, vielleicht auch 35 sind wahrscheinlich Gehirncomplikationen Ursachen des Todes gewesen; wenigstens ergab sich keine andere Vermuthung; die Sektion konnte nicht gemacht werden. Nr. 10, 21, 30, 31, 39 u. 42 befanden sich schon in einem hohen Grad von Asphyxie, als sie operirt wurden.

Demnach hätten wir bei 6 Fällen eine verspätete Operation, bei 3 eine Gehirncomplikation, bei 2 eine secundär hinzugekommene Krankheit, bei 2 ein Fehler in der Verpflegung und bei 1 ein Unglücksfall während der Operation; also bei 14 von 23 Gestorbenen besondere und mehr oder weniger, wenigstens unter manchen Umständen zu vermeidende, hinzugekommene, zufällige Todesursachen.

Bei Nr. 1, 13 u. 27 war das Alter unter 2 Jahren, und Prof. Roser hatte schon im Jahr 1846 das Glück, ein anderthalbjähriges Kind, welches in Folge einer Laryngitis dem Ersticken ganz nahe war, mittelst der Tracheotomie davon zu bringen.

Ad 1. Die Canüle wurde vom 4ten Tage an weggelassen.

Ad 2. Die Sektion ergab intensive Pneumonie in den unteren Lungenlappen.

Ad 3. Der Tod erfolgte auf dem Operationstisch, nachdem die Ligatur von der unterbundenen V. jugul. med. während eines Brechanfalls abgegleitet, und dabei das Blut in die Luftröhre eingedrungen war. Näheres über diesen Fall ist beschrieben: Wiener Wochenschrift 1856. Nr. 40.

Ad 4. Tod am dritten Tag. Die Sektion ergab nur kleine, von Bronchitis mit Pseudomembranen ergriffenen Punkte.

Ad 6. Tod am 5ten Tag. Sektionsergebnis, wie bei Nr. 4.

Ad 7 u. 8. Sektion ergab gesunde Lungen, nur der Kehlkopf, war krank. Der Tod wird in diesem Falle, wie bei Nr. 4 u. 6 dem Fieber oder der Dyskrasie zugeschrieben werden müssen.

Ad 10. Der Tod erfolgte wenige Stunden nach der Operation, welche bei schon sehr vorgeschrittener Asphyxie gemacht war.

Ad 14. Das Schwesterchen dieses Knaben hatte Vaginalcroup.

Ad 15. Der kleine Patient litt gleichzeitig an Vaginalcroup; wohnte ganz nahe bei Nr. 14.

Ad 21. Pseudomembranen von 3″ Länge bei der Operation entfernt. Tod am 2ten Tag, nachdem die Operation dem asphyktischen Kranken eine sehr entschiedene Erleichterung gebracht hatte.

Ad 22. Im Stadium beginnender Asphyxie operirt. Die Respiration wurde frei und der Zustand befriedigend. Am 5ten Tag setzte sich das Kind, ohne beaufsichtigt zu sein, an den Tisch, um zu essen, und bekam dabei einen plötzlichen Hustenanfall und starb. Sektion nicht gemacht.

Ad 23. Viele Membranen wurden ausgehustet; einmalige Erstickungsgefahr durch ein klappenartiges Anlegen einer Membran an das untere Canülenende. Durch meine rasche Gegenwart wurde diese jedoch sogleich beseitigt. Canüle nach 10 Tagen entfernt.

Ad 24. Das Kind wurde in hohem Grade asphyktisch ins Hospital gebracht. Nach Eröffnung der Luftröhre wurden viele membranöse Fetzen ausgehustet, vollkommene Remission. Nach etwa 24 Stunden starb das Kind ganz plötzlich, ehe nur Hülfe hinzu kommen konnte. Die Sektion ergab eine ventilartige Verstopfung der Canüle durch eine Membran.

Ad 25. Starb 14 Tage nach der Operation an linksseitiger Hepatisation des unteren Lungenlappens.

Ad 26. Während der Operation entstand ein sehr beträchtliches Emphysem, das ohne weitere übele Folgen war, und in den ersten Tagen nach der Operation ein Bronchialcatarrh, der auch rasch und gut verlief; anfangs entstanden beim jedesmaligen Canülenwechsel kleine Hämorrhagien, die mit dem Einführen derselben wieder beseitigt waren.

Ad 27. Der mittlere Schilddrüsenlappen stark entwickelt, Durchschneidung desselben nach vorheriger beiderseitiger Unterbindung. Starke Expektoration, häufiges Verstopfen der Canüle, langsamer Verlauf des Processes; die Canüle konnte erst nach 3 Wochen entfernt werden.

Ad 28. Die Canüle wurde wegen starker Blennorhoe erst nach 14 Tagen weggelassen. Ausserdem war noch beachtenswerth das Ausfliessen aller genossenen Flüssigkeiten aus der Canüle.

Ad 29. Ein rhachitisches Kind mit starkem Kopf und sehr grossen, offenen Fontanellen. Operation wegen eines kurzen, fetten Halses sehr schwierig. Nach derselben traten Convulsionen ein, unter denen das Kind nach 10 Stunden starb. Sektion ergab eine kleine geröthete Stelle der hinteren Trachealwand; Spuren von Pseudomembranen, Stimmritze runzelig, Bronchien frei.

Ad 30. Wurde im Hospital zu Marburg operirt und behandelt. Eintretende Agonie während der Operation. Herstellung der Respiration. Unvollkommene Remission und unter zunehmenden Respirationsbeschwerden starb das Kind nach 24 Stunden an einer vorher nachweisbaren, durch die Sektion bestätigten Bronchitis. Noch beachtenswerth war hier eine rabenfederdicke Arterie, die geschlängelt quer am oberen Rande der Schilddrüse herlief.

Ad 31. Seit einem Monat catarrhalische Affektionen. Diphteritis der Mandeln; langsam zunehmende Respirationsbeschwerden machten endlich die Operation nothwendig. Vor Eröffnung der Luftröhre trat Agonie ein; durch rasches Oeffnen derselben und durch künstliche Respirationsversuche kamen noch einige Athemzüge, doch erfolgte unter hinzutretenden Convulsionen rasch der Tod. Sektion siehe Seite 50.

Ad 32. Acuter Anfall; Eindruck von Oedema glottidis; decidirter Croup. Das Kind wurde im Hospital zu Marburg operirt und weiter behandelt und nach 12 Tagen geheilt entlassen.

Ad 33. Wegen Abwesenheit des Prof. Roser wurde die Operation von Dr. Mannel gemacht und das Kind dann zur Weiterbehandlung ins Hospital nach Marburg mitgenommen. Hochgradige Asphyxie. Remission vollkommen; starb aber am folgenden Tag an einer vorher schon nachweisbaren Lungenaffektion.

Ad 34. Ebenfalls von Dr. Mannel im Hospital operirt und behandelt. Starb am nächsten Tag an einer vorher nachweisbaren Bronchitis. Exsudat bis in die feinsten Bronchien durch die Sektion erwiesen. Thymusfascie reichte sehr weit hinter der Kropfdrüse in die Höhe.

Ad 35. Starb nach 2 Tagen. Sektion wurde nicht gestattet. Verdacht einer gleichzeitigen Gehirncomplikation.

Ad 36. Kropfdrüse doppelt unterbunden und durchschnitten. Das abgeschnürte Drüsentheilchen wurde gangränös uud machte bedeutenden Gestank. Am 6ten Tag eine kleine Nachblutung, die aber bald schwieg. Canüle nach 8 Tagen weggelassen.

Ad 37. Operation normal; Nachbehandlung siehe Seite 61.

Ad 38. Der ziemlich starke Isthmus der Drüse wurde durch eine Schlinge abwärts gezogen. In der dritten Nacht Verstopfung der Canüle durch Blutcoagula; durch den Catheter wieder beseitigt. Operation und Nachbehandlung geschahen in der Klinik zu Marburg. Der Croup war geheilt, doch starb das Kind nach 3 Wochen an einer hochgradigen Albuminurie. Sektion war nur unvollständig. Trachea und Kehlkopf konnten als intakt betrachtet werden. In der Lunge ein nussgrosser Entzündungspunkt.

Ad 39. Eine hochgradige Asphyxie verlangte augenblickliche Operation; Remission unvollkommen; das Kind starb nach 12 Stunden; Sektion konnte nicht gemacht werden.

Ad 40. Canüle nach 10 Tagen entfernt.

Ad 41. Die Operation wurde von Dr. Mannel an Ort und Stelle gemacht und das Kind zur Nachbehandlung ins Hospital nach Marburg mitgenommen. Operation wegen des kurzen, fetten Halses nicht ganz leicht. Thymus mit ihren Spitzen ragte weit an die Kropfdrüse herauf. Auch die Tymusfascie ragte sehr weit hinter der Kropfdrüse in die Höhe und ihre Verletzung hatte ein nicht unbeträchtliches Emphysem zur Folge. Vollkommene Remission; am zweiten Tag entstand beim Canülenwechsel eine Blutung, die durch das Einlegen der Canüle wieder beseitigt war. Nach 14 Tagen geheilt entlassen.

Ad 42. Das Kind kam mit beträchtlichen Respirationsbeschwerden ins Hospital. Binnen einigen Minuten stieg die Asphyxie so bedeutend, dass Dr. Mannel unter meiner Assistenz zur Operation schritt. Isthmus sehr gross, doppelt unterbunden und durchschnitten. Thymusfascie sehr weit nach oben, und ihe Verletzung hatte ein Emphysem zur Folge. Am oberen Wundwinkel spritzte eine kleine Arterie. Starb nach 12 Stunden. Sektion: Isthmus bis zur Kropfdrüse; Thymus mit 2 langen Fortsätzen rechts und links an der Kropfdrüse hinauf. Thymusfascie reichte bis zum os hyoideum. Der Process ging bis in die feinsten Bronchien; im rechten Lungenlappen 4 — 6 central entzündliche Heerde. Pharynxwand und Tonsillen von Exsudatmassen belegt.

Erklärung der Abbildungen.

Tab. I. Schema der verschiedenen Kropfdrüsenformen.

Tab. II. Verticaler Durchschnitt des Kopfes und Halses, um die Lage der Canüle zu zeigen.

a. Zungenbein.
b. Schildknorpel.
c. Ventriculus Morgagni.
d. Ringknorpel.
e. Luftröhre.
f. Lage der Canüle in der Luftröhre.

Tab. III. Fig. 1. Hakenzängchen.
2. Federnder Wundhaken.
3. Nachbehandlungscanüle.

Druck von C. L. Pfeil in Marburg.

Tab: I.

Fig: 1.

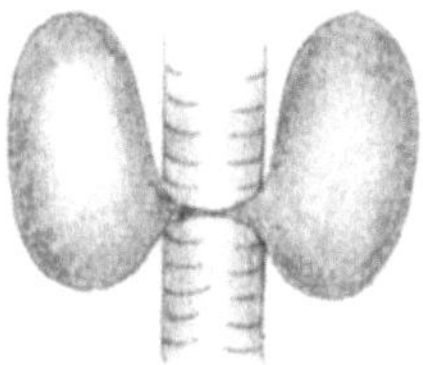

Fig: 2.

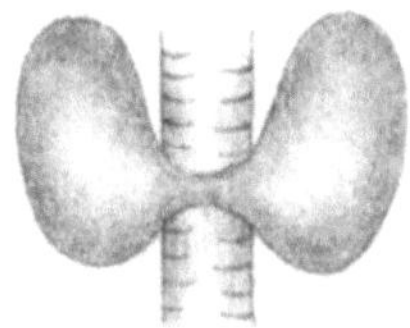

Fig: 3.

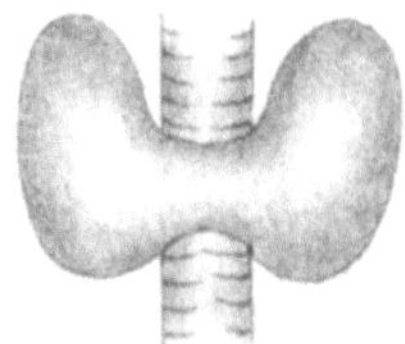

Fig: 4.

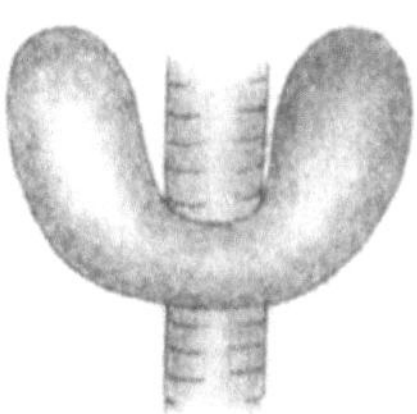

Fig: 5.

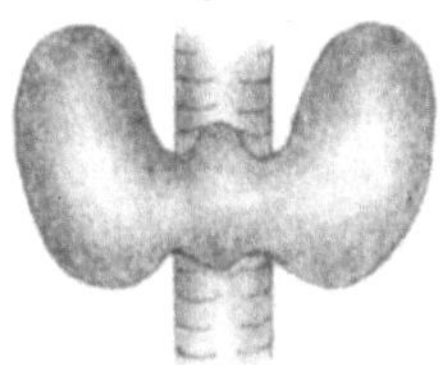

Fig: 6.

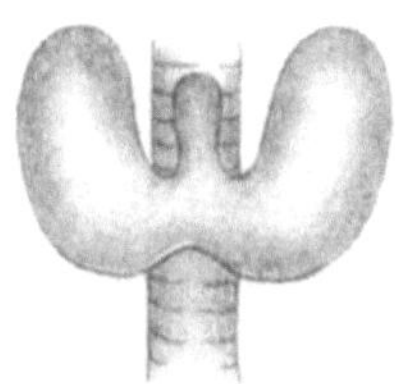

Fig: 7.

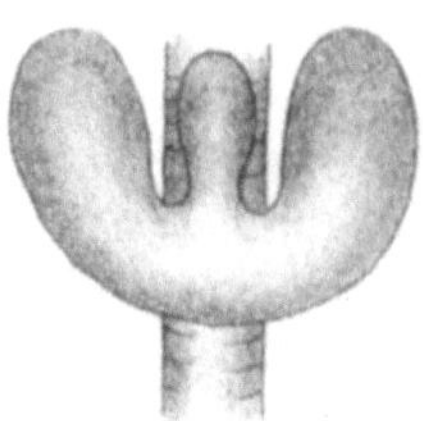

Fig: 8

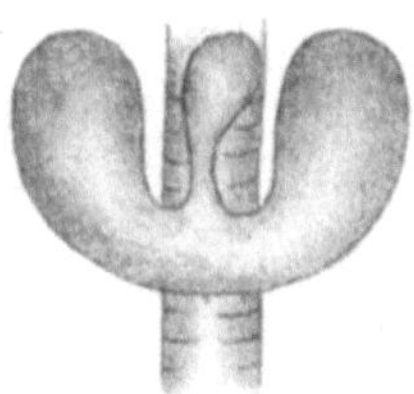

Fig: 9.

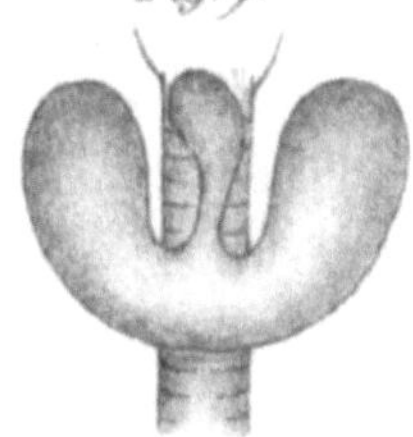

Fig: 10.

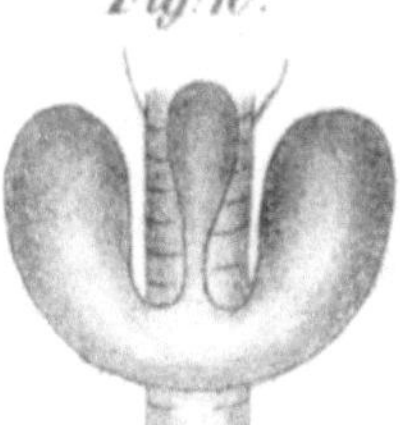

Fig: 11.

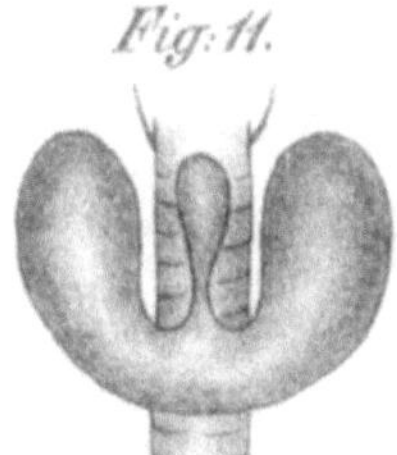

Fig: 12.

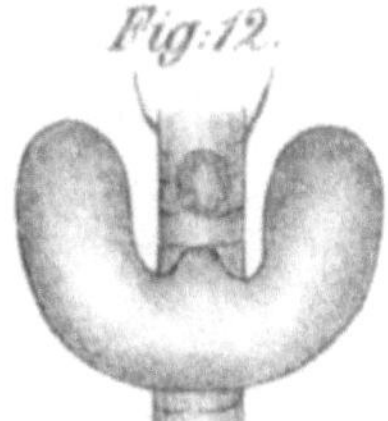

Lith. b. Ph. Stier, Marburg.

Tab: II.

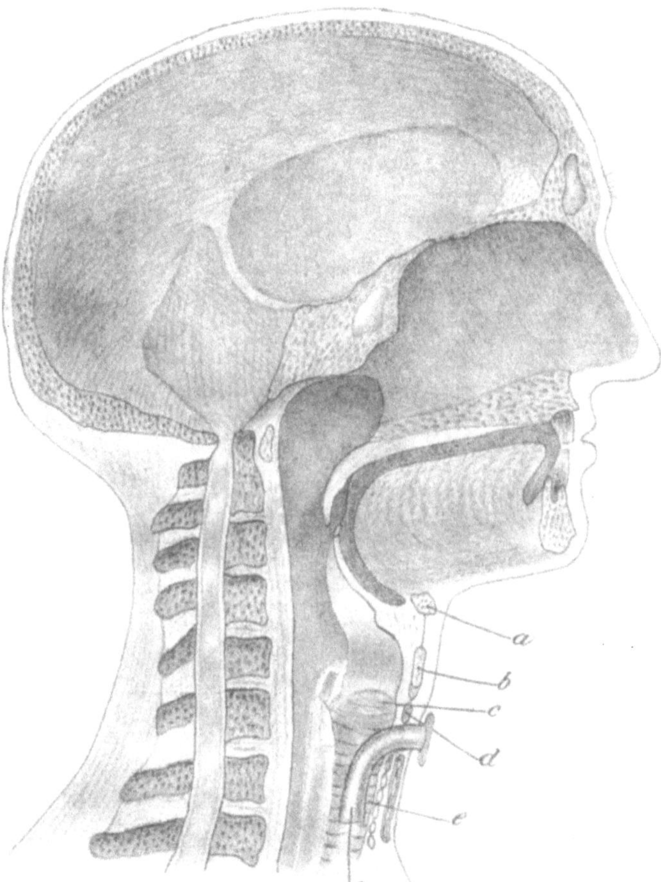

Lith. b. Ph. Stier, Marburg.

Tab:III.

Fig: 2 Fig: 1. Fig: 3.

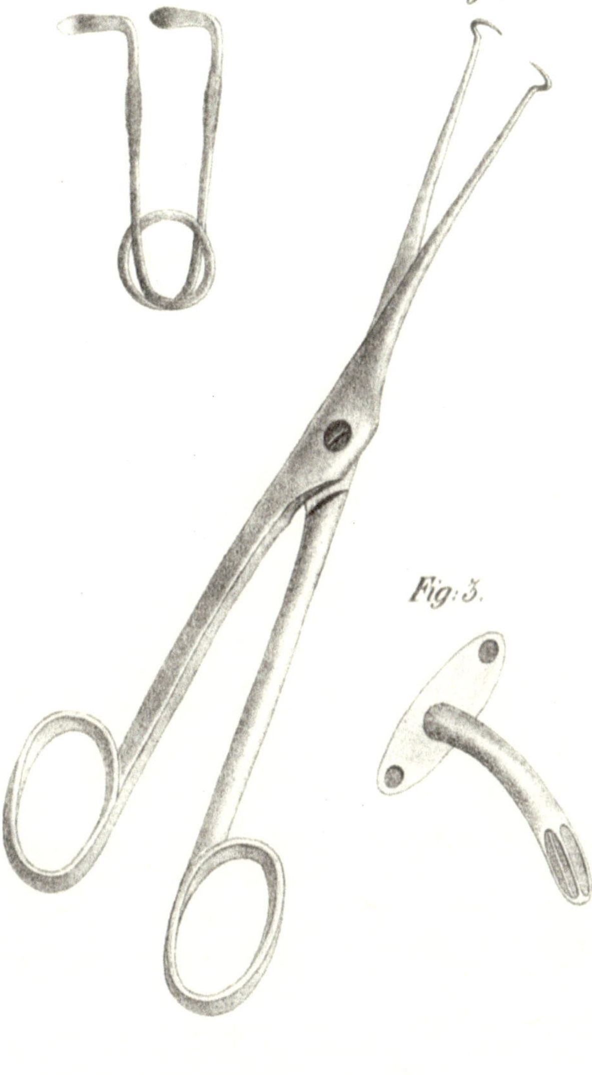

Lith. b. Ph. Stier, Marburg.

www.ingramcontent.com/pod-product-compliance
Lightning Source LLC
LaVergne TN
LVHW092105300926
849161LV00002B/43